DE LA RÉSECTION
SOUS-PÉRIOSTÉE
DU POIGNET

SES RÉSULTATS DÉFINITIFS

Par le Docteur

ALBERT MÉTRAL

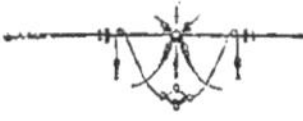

LYON
IMPRIMERIE A. WALTENER ET Cie
14, Rue Belle-Cordière, 14

1882

DE LA RÉSECTION SOUS-PÉRIOSTÉE DU POIGNET

SES RÉSULTATS DÉFINITIFS

DE LA RÉSECTION
SOUS-PÉRIOSTÉE
DU POIGNET

SES RÉSULTATS DÉFINITIFS

Par le Docteur

ALBERT MÉTRAL

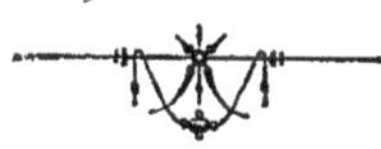

LYON
IMPRIMERIE A. WALTENER ET Cie
14, Rue Belle-Cordière, 14

1882

AVANT-PROPOS

La résection du poignet a, plus que toute autre, donné lieu à bien des débats, à de nombreuses controverses. En voyant la chirurgie conservatrice s'affirmer chaque jour davantage, dans le traitement des affections articulaires, en général, on s'étonne, à bon droit, de l'impopularité dont est frappée une opération qui a pour but de conserver un organe aussi important que la main. Cela tient pour beaucoup à ce que les règles du manuel opératoire sont moins clairement définies que celles que l'expérience a assignées comme les meilleures pour les autres articulations ; et aussi à ce que les préjugés mal fondés qu'on a contre elle la font pratiquer moins souvent. C'est non seulement une opération très justifiable, mais on peut dire, même, qu'elle est nécessaire dans les cas bien choisis.

On enseigne partout que l'opérateur doit faire son possible pour conserver ne fut-ce même qu'un tronçon de doigt, et on ne tenterait pas de le faire, quand il s'agit d'un organe de préhension et de sensibilité par excellence !

On a invoqué la difficulté et la longueur de l'opération, les mauvais résultats, les récidives, etc. Sans parler de l'anesthésie, le choix d'un bon procédé, et des indications précises, surtout, mettent à néant ces objections. — Holmes dans son essai sur la *Résection des articulations* (vol. III du System of Surgery) prétend que l'opération ne paraît pas sage quand tout le carpe est envahi par une maladie chronique, alléguant pour raison que le malade ne peut guérir, si la cachexie strumeuse n'est pas trop avancée, tandis que si elle l'est il ne guérira pas de l'opération plus que de la maladie.

Si dans le cas de carie des os du coude ou du genou, on tenait le même raisonnement, il serait nécessaire de rejeter toute opération dans tous les cas où la résection de ces articulations est faite actuellement.

On peut enlever tous les os du carpe chez

des strumeux et avoir de bons résultats au point de vue de la conservation de la vie et même des fonctions de la main (V. l'observ. de Costery.)

Que l'on compare la mortalité qu'a donnée la résection du poignet avec celle de l'amputation de l'avant-bras, l'on y trouvera encore un nouvel argument en faveur de la première de ces deux méthodes.

Une main, quelque défectueuse qu'elle soit vaut mieux qu'un appareil de prothèse ; on l'a dit souvent et on ne saurait trop le répéter.

Nous avons mis largement à contribution les travaux de M. le professeur Ollier, notre tâche en a été facilitée. Les conseils de ce maître si autorisé ne nous ont pas fait défaut ; qu'il daigne accepter l'hommage de ce travail.

Que nos excellents amis, MM. Mondan et Éparvier, veuillent agréer nos remerciements sincères pour le précieux concours qu'ils nous ont prêté.

Cette étude comprendra quatre parties :

1° Historique de la question ;

2° Indications et contre-indications de la résection radio-carpienne.

3° Exposition des différents procédés opératoires, et spécialement du nouveau procédé de résection sous-périostée de M. Ollier ; traitement consécutif ;

4° Relations de faits cliniques.

CHAPITRE I

Coup d'œil historique

Notre intention n'est pas de faire une étude historique complète de la résection du poignet, mais d'esquisser rapidement les différentes étapes par lesquelles a passé cette opération.

C'est à un chirurgien français, Moreau de Bar-sur-Ornain, qui vivait à la fin du siècle dernier, que revient l'honneur d'avoir fait le premier la tentative d'une résection du poignet, *proprement dite.* Certains auteurs cependant l'attribuent à Cooper de Bungay qui l'aurait pratiquée en 1750, ou à Orred, en 1773. D'autre part, Langenbeck raconte : (Archiv. für Klin, chir. t. XVI. 1874) d'après Bilguer, que le médecin d'état-major prussien Beyer enleva les deux extrémités inférieures des os de l'avant-bras et des fragments des os du carpe et métacarpe à un soldat blessé par *un éclat de bombe*, à la bataille de Freyberg en 1762; d'où il conclut que la chirurgie Allemande peut revendiquer pour elle la priorité de cette opération.

Ces trois chirurgiens firent des résections à la suite de traumatismes : luxations compliquées de fractures comminutives, plaies par armes à feu, etc. Or, de tout temps, on a dû faire de semblables opérations, en pareil cas.

Lorsque des os luxés viennent faire saillie à travers les téguments, que leur réduction est trop difficile ou impossible, lorsqu'à la suite d'un coup de feu de nombreuses esquilles sont restées dans la plaie et vont jouer le rôle d'un corps étranger, le chirurgien complète le traumatisme en régularisant la plaie, si les délabrements ne sont pas trop considérables. Sa conduite est toute simple et rationnelle.

Telle a été la leur; on peut faire remonter cette pratique aux temps les plus reculés. Mais entre une esquillotomie, l'affranchissement d'extrémités osseuses irréductibles, la régularisation d'une plaie enfin, et une résection sur des os ayant conservé leurs rapports naturels, une opération ayant ses règles fixes, son procédé opératoire méthodique, ses indications spéciales, il y a une notable différence.

Chaque traumatisme présente des caractères particuliers, variables, auxquels le chirurgien doit forcément subordonner sa ligne de conduite.

Moreau, lui, eut affaire à des affections chroniques,

au traitement desquelles il adapta des principes raisonnés et une méthode régulière. « C'est en 1794, dit Velpeau (Méd. Oper.) qu'il opéra pour une nécrose, suite d'inflammation aiguë, Husson, notaire, âgé de 71 ans, déjà privé de la main gauche et qui mourut le 19 du même mois par épuisement. Un autre malade de Moreau guérit assez bien »

Moreau fit pour la résection du poignet ce qu'il avait fait, depuis longtemps déjà, pour celle des autres grandes articulations ; il formula des règles précises, de l'observation desquelles devait dépendre le meilleur résultat qu'on puisse attendre de l'opération : C'est là son mérite.

Il s'efforça de généraliser une méthode qui, dans les cas de carie articulaire devait substituer la simple ablation des parties malades à l'amputation du membre. Cette sage conduite eut assez peu d'imitateurs, immédiatement du moins en France, surtout en ce qui concerne le poignet. Velpeau cite bien Hublier et St-Hilaire, mais ils firent cette résection à la suite de traumatismes ; il n'y a que J. Roux qui réséqua pour des affections organiques du poignet ; l'un de ses deux opérés mourut.

En 1816, Moreau fils, qui avait profité de l'expérience de son père, continua ses traditions en imitant sa pratique. A cet effet, il fit paraître son « *Etude sur l'emploi de la résection des os dans le traitement de plusieurs articulations affectées de carie.* » Voici ce qu'il dit page 188, au sujet de la région qui nous occupe. « La main n'est pas étrangère aux effets de la carie laquelle exerce ses ravages sur le carpe, et le plus souvent tous ces petits os, la base de ceux du métacarpe et l'extrémité articulaire du radius sont altérés, lorsqu'on vous consulte, et ne laissent de ressource que dans l'amputation de l'avant-bras; si elle est bornée à un ou deux os du métacarpe il faut les enlever ainsi que les doigts dont ils sont l'appui, rapprocher et réunir la plaie et conserver la main qui, bien que mutilée est encore très-utile; telle a été notre pratique. La résection est applicable à l'articulation radio-carpienne, je l'ai faite une fois il y a longtemps, pour une carie de l'extrémité inférieure du radius.

« Le sujet nommé Angèle Bouchon était une jeune couturière du village de Trevay; j'ai réussi, mais je n'ai pas conservé l'observation, parce qu'alors je n'en sentais pas l'importance. Pareille occasion ne s'est pas représentée depuis. J'ai acquis la certitude que l'opérée qui est morte l'année dernière, avait conservé les mouvements des doigts et même ceux du poignet de manière à reprendre son premier métier. Je ferai remarquer à cet égard, que si on se contente de retrancher l'extrémité du radius ou seulement celle du cubitus, la main se déjette dans le même sens, d'où il résulte qu'il est nécessaire *de couper également les deux os, il faut aussi ménager les tendons et ouvrir la jointure sur les côtés*, à peu près comme nous l'avons fait pour l'articulation tibio-tarsienne. »

Ces données sont évidemment incomplètes, elles contiennent néanmoins des principes excellents et essentiels, qui peuvent être considérés comme le point de départ des perfectionnements apportés plus tard à cette opération.

Il faut cependant longtemps encore pour qu'en France, elle gagne en faveur. Les chirurgiens hésitent, craignent les récidives, et trouvent les résultats trop médiocres. La région est trop compliquée anatomiquement. Ils nient presque la possibilité de détruire complètement la cavité synoviale, de délimiter la lésion et d'enlever toutes les parties malades sans faire une trop large brèche, sans couper les tendons. De plus si la carie ou la nécrose ne siègent que sur les deux os de l'avant-bras, les accidents qu'elles déterminent ne sont pas jugés par eux suffisants pour tenter l'excision, et d'autre part, si elles s'étendent au carpe, ils pensent que l'amputation seule peut couper court aux phénomènes morbides.

Toutefois, parmi les chirurgiens qui ne se laissèrent pas guider par ces idées extrêmes, exclusives, il convient de citer Velpeau, Maisonneuve, qui instituèrent des procédés spéciaux, Ricord qui fit une résection du poignet en 1841, Bonnet qui modifia les procédés employés. Broca qui fit deux résections dont il n'eut qu'à se louer; plus récemment, Verneuil, Bœckel qui régularisa le procédé de Maisonneuve.

Les documents relatifs à ces cas de résection sont recueillis dans la thèse de Folet (Paris 1867). Vers la même époque paraît le *Traité de la régénération des os*, où M. Ollier a réuni les remarquables expériences entreprises depuis longtemps déjà et qui démontrent jusqu'à l'évidence et la reproduction des os par le périoste et celle des articulations par la gaîne périostéo-capsulaire. Comme toutes les autres résections articulaires, la résection du poignet trouvait dans ces découvertes un nouvel élément de succès. Nous avons consigné plus loin à côté de son ancien procédé un nouveau manuel opératoire employé par M. Ollier.

Ce sont les chirurgiens anglais qui ont le plus contribué à généraliser cette opération. MM. Fergusson, Erichsen, Butcher, Stanley, d'abord, puis Lister, West, Birkett, etc., ont eu de remarquables succès. Mais c'est Lister, qui eut la plus belle série d'heureux résultats, même avant le pansement antiseptique.

En perfectionnant à un si haut degré ce pansement, en montrant les avantages de son procédé opératoire, nul plus que Lister, n'a mis en évidence la résection radio-carpienne. Il a fourni une bonne partie des observations rapportées par Folet.

En Allemagne, cette opération ne jouit pas d'une moins grande faveur qu'en Angleterre. Aux faits de Jæger, Beck, Ried, déjà éloignés, il faut ajouter ceux plus récents d'Esmarch, de Langenbeck, de Podrasky, de Kœnig, etc. En précisant mieux les indications, ils réalisent des résultats plus satisfaisants. Un élève d'Esmarch, Hinsch, rapporte dans sa thèse, 17 cas de résections du poignet tirés de la pratique d'Esmarch, de 1854 à 1880. (*Ueber Gelenkresectionen, nebst Mittheilungen über derartige auf der Kiele, Chir. Klinik. in den Jahren 1854 — 1880, vorgekommen Fællæ Kiel. 4)* — Langenbeck formule des règles, surtout au point de vue de la chirurgie d'armée et ne craint pas de prédire que l'avenir est à la résection.

Dans un volumineux recueil, Gurlt donne la statistique de toutes les résections pratiquées dans la chirurgie d'armée depuis les guerres de la première République Française jusqu'à nos jours.

En terminant, dans un coup d'œil rétrospectif, il examine quelles sont les causes des résultats médiocres qu'on a obtenus dans la résection du poignet Ses idées coïncident avec celles que nous exposons dans le cours de notre étude.

Les insuccès dépendent du milieu, des fausses indications, du manque d'un traitement consécutif approprié, etc., ils dépendent aussi beaucoup de l'indocilité de l'individu.

Il se demande s'il vaut mieux renoncer à la résection dans les guerres futures ou la restreindre; la statistique n'est pas suffisante pour se prononcer. Il a grand espoir dans le pansement antiseptique qui diminuera la mortalité et favorisera l'expectation. Nous ne le suivrons pas dans les réflexions, que lui suggèrent les nombreux faits qu'il rapporte. On pourra consulter à cet égard le recueil en question. *(Gelenk-Resectionem nach Schussverletzungen. Von Dr. E. Gurlt. 1878.*

En Russie, on suit le mouvement et les observations de Scymmanowsky, Adelmann, Wilkczousky, Heyfelder font occuper à la résection du poignet un rang convenable dans le cadre des opérations de ce genre

La chirurgie américaine possède à son actif une série de bons résultats. Ces faits sont consignés dans Culbertson (Excision of the larger joints of the extremities 1876). La guerre de la Sécession en fournit une grande partie.

Les observations relativement nombreuses de résection du poignet nous prouvent une tendance bien accentuée vers la chirurgie conservatrice, chez les Américains.

Notre historique est bien abrégé, nous n'avons fait pour ainsi dire que l'effleurer, mais les détails dans lesquels nous aurions dû entrer pour être complet, nous auraient entraîné trop loin; ce n'est d'ailleurs pas là *l'objet principal de cette étude.*

CHAPITRE II

Indications et contre-indications

Ce qui explique les résultats si contradictoires et souvent si peu satisfaisants obtenus après une résection radio-carpienne est incontestablement le manque de précision et de sévérité dans les indications et les contre-indications.

Quoique multiples, on peut cependant les faire rentrer dans un cadre assez restreint.

Les considérations les plus importantes ont trait : à l'âge du sujet, à l'état général.

Est-il indifférent de pratiquer indistinctement une résection de cette nature chez l'enfant ou chez l'adulte? Peut-on attendre un résultat aussi satisfaisant chez un sujet affaibli par des maladies antérieures ou une diathèse quelconque, que chez un sujet sain ?

Une résection du poignet donne-t-elle, après un traumatisme, le même résultat qu'à la suite d'une lésion organique ? Dans un traumatisme ne doit-on pas admettre des degrés et distinguer soigneusement les cas qui relèvent d'une sage expectation ou d'une opération radicale ? Ne faut-il pas faire une différence entre les traumatismes causés par un coup de feu, ou par un accident tel que : fracture comminutive, luxation compliquée, etc. Dans ce même cas, le chirurgien doit-il opter pour une résection primitive ou une résection secondaire ?

Les indications seront-elles les mêmes lorsque la lésion est simplement inflammatoire ou diathésique, suppurée ou non ? Des considérations, qu'on peut appeler *extra-médicales*, entreront aussi en ligne de compte et quoique d'une moindre importance devront peser sur la détermination de l'opérateur : la position sociale de l'individu et son avis personnel.

Tels sont les différents points que nous nous proposons d'examiner dans ce chapitre.

Mais, avant d'entrer en matière, nous croyons utile de citer la proposition que développait en 1877 au congrès international de Genève M. le professeur Ollier. « Les pansements antiseptiques doivent considérablement modifier les indications des résections articulaires. En diminuant la mortalité qui suit ces opérations, en la supprimant pour ainsi dire dans certaines catégories de cas, ces pansements nous permettent aujourd'hui de faire sans hésiter des opérations que nous n'abordions jusqu'ici qu'avec crainte, surtout dans les milieux hospitaliers. Ils ont par cela même notablement étendu le champ d'application des résections ; mais s'ils l'ont étendu d'un côté, ils l'ont par le même motif rétréci de l'autre, car ils ont rendu certaines résections inutiles ou moins nécessaires. »

Ceci s'applique à toutes les résections articulaires, mais plus spécialement à celle du poignet que « *l'on n'abordait qu'avec crainte* » à cause des difficultés inhérentes à la région et des nombreuses complications consécutives.

Là, plus qu'ailleurs, en effet, s'observent des fusées purulentes, des décollements, la stagnation du pus, etc. Or, le grand avantange du pansement phéniqué est de prévenir l'inflammation des plaies et d'éloigner tout ce qui peut troubler les processus physiologiques de réparation. Actuellement en maintenant l'asepsie de la plaie, le chirurgien pourra l'explorer à son aise, se rendre un compte exact des lésions profondes, sans provoquer des désordres inflammatoires auparavant inévitables. Sa ligne de conduite sera dès lors notablement modifiée, il pourra sans crainte et sans témérité réséquer dans certains cas de lésions organiques où jusqu'ici il n'avait osé intervenir, et se montrera, au contraire, plus réservé dans les cas traumatiques, où les esquilles n'étant plus un foyer d'infection secondaire pourront se ressouder et serviront à la consolidation définitive de l'article.

Nous n'insistons pas plus ici sur les avantages de la méthode de Lister, ayant l'occasion d'y revenir encore dans l'étude de chaque cas particulier.

Age du sujet. — En thèse générale « on ne doit jamais amputer chez l'enfant et ne pratiquer des résections articulaires que lorsque la vie est directement menacée; la résection ayant une influence fâcheuse sur l'accroissement ultérieur du membre; influence variant, du reste, en raison de la part que prend à l'acroissement de l'os l'extrémité diaphysaire qu'on doit retrancher. Chez les enfants au-dessous de dix ans, d'ailleurs, la plupart des lésions fongueuses des articulations guérissent par l'action combinée d'un traitement général anti-scrofuleux, (bains de mer toniques, soins hygiéniques) et de moyens chirurgicaux plus simples que la résection (cautérisation au fer rouge, nitrate, drainage articulaire, etc.) » (Ollier.) En effet le tissu spongieux des os du carpe se prête admirablement à l'action modificatrice du feu. Les articulations sont superficielles, elles occupent les extrémités du corps, ce qui diminue la gravité du traumatisme.

D'autre part le tissu osseux chez l'enfant ressemble beaucoup aux tissus mous, il le devient facilement et redevient osseux sans plus de difficulté.

Tous les tissus dérivés du conjonctif se transforment en granulations fongueuses, il en est de même de tous les tissus fibreux, des tendons, etc. La plupart des lésions de l'articulation radio-carpienne chez les enfants relèvent de la carie scrofuleuse. Il est rare qu'on y rencontre des principes virulents comme dans la tuberculose. Il vaut mieux là modifier et conserver que de détruire. Donc pas de résection primitive, mais des incisions suffisantes pour bien explorer les parties et pouvant au besoin servir après pour la résection, pour racler avec la curette et enfin cautériser au fer rouge. Telle doit être la pratique ordinaire dans les cas les plus simples.

Parfois, (cas de Marie Jacquand), il est impossible de reconnaître les tendons et leurs gaînes,la tuméfaction s'étend en bas jusqu'aux têtes métacarpiennes ; on ne doit pas néanmoins alors s'en laisser imposer par ces délabrements quelque effrayants qu'ils paraissent, et là encore la résection n'a pas sa raison d'être.

Sous l'influence de la cautérisation et d'une excitation directe de ce tissu fongueux, les organes peuvent revenir à leur état normal. Chez l'enfant la tumeur blanche ne suppure pas nécessairement et ces masses fongueuses énormes peuvent disparaître, se scléroser, et l'article que l'on croyait perdu sans espoir, à un moment donné, peut reprendre son fonctionnement.

C'est que l'os possède chez l'enfant toute son activité organique, avec des cellules osseuses jeunes qui se multiplient plus rapidement et des vaisseaux plus nombreux qu'à toute autre période de la vie.

Dans les cas analogues où les processus morbides sont déjà bien avancés, où les os trop malades s'éliminent presque tout seuls, le mode d'intervention de M. Ollier est le suivant : Il fait des *tunnellisations* du carpe, sans s'inquiéter de passer à un point plutôt qu'à un autre, avec le fer rouge. Il enlève avec les pinces ce qui se présente, et qui n'a plus d'adhérence, sans savoir ce que c'est.

Il ne cherche pas à faire du raclage avec la curette, car, dans ces cas *avancés*, si l'on enlevait toutes les fongosités, il ne resterait que la peau, et les éléments d'une régénération quelconque manqueraient totalement.

Un point essentiel à se rappeler dans la cautérisation, c'est que les paquets vasculo-nerveux, au voisinage desquels on agit, peuvent être lésés. Il faut aller hardiment, mais avec prudence. Une eschare, suite d'une lésion de la paroi d'un vaisseau par le caustique, peut amener une hémorrhagie parfois inquiétante.

Quelque temps après cette première et énergique cautérisation, M. Ollier y revient avec le nitrate d'argent qu'il porte profondément dans la plaie, lorsque les fongosités d'abord roses redeviennent bleuâtres et violettes.

On pourrait croire qu'avec ces vastes cautérisations on doit avoir des nécroses considérables, qu'il y a des délabrements énormes. Il n'en est rien ; il faut bien, se pénétrer de cette idée : qu'on ne détruit pas par le fer rouge, mais qu'on modifie seulement.

Les fongosités forment un coussin très humide, qui protège contre l'action trop grande du calorique.

Il ne faut toutefois être hardi que si on agit dans des masses fongueuses, car si les articles étaient plus ou moins sains, on ferait suppurer inévitablement. — Bientôt on ne tarde pas à voir une formation osseuse se produire, ce ne sont pas des os nouveaux, ce sont les anciens qui se sont reformés, le tissu fibreux s'est refait, les tendons se sont reconstitués quant à la fonction; les tendons surtout dont les faisceaux étaient infiltrés, dissociés, dépolis, noyés au milieu du tissu muqueux.

Grâce à cette évolution réorganisatrice, les mouvements reviennent graduellement.

Le résultat est d'autant plus parfait que le sujet est plus jeune. Il ne suffit que de citer la statistique de l'Ecole Lyonnaise, qui, dans la matière, peut faire foi, pour formuler les principes suivants :

Au-dessous de cinq ans on a toujours des succès par la cautérisation, (Bouchacourt, Ollier, Laroyenne), de cinq à quinze ans, les insuccès sont très peu nombreux, de quinze à trente-cinq ans, la résection reprend ses droits, au-delà, la pratique la plus rationnelle sera l'amputation. On peut naturellement rencontrer des exceptions, mais elles confirment la règle.

Chez l'adulte et le vieillard, on se comporte autrement que chez l'enfant. Pour expliquer ces faits il faut se rappeler qu'il y a une grande différence suivant l'âge, dans les processus morbides. Pour ne nous occuper que des lésions d'une même nature, de la carie, par exemple, on observe une marche toute autre lorsque les os ont acquis leur croissance complète. Ils sont moins vasculaires, ne donnent lieu qu'à des fongosités d'une nature toute spéciale, peu susceptibles d'une réorganisation définitive. Ces motifs font préférer l'ablation des parties malades à une autre opération qui, moins complète, serait impuissante à provoquer un processus réparateur.

La vitalité qu'on retrouve encore dans le squelette jusqu'à trente à trente-cinq ans peut autoriser la résection. Plus tard, la nutrition devenant de moins en moins active, surtout chez le sujet atteint d'une lésion chronique, quoique non spécifique, la régression osseuse prend une accélération rapide, que l'amputation seule peut enrayer.

Si nous avons insisté sur la cautérisation dans les lésions chroniques de l'articulation radio-carpienne, chez l'enfant, ce n'est qu'en vue de l'excellence de ses résultats.

Cet âge réclame à tout prix la conservation : deux méthodes sont en présence ; la résection et la cautérisation ; en énumérant les avantages de cette dernière, c'était affirmer la préférence que nous avions pour son emploi, à cette période de la vie.

ÉTAT GÉNÉRAL. — *Tuberculose.* — Si nous sommes partisan de la résection chez l'adulte, il faut cependant admettre des restrictions dans lesquelles les diathèses et plus spécialement la diathèse tuberculeuse entre pour la plus large part. Nous ne parlerons pas de la syphilis et du rhumatisme. La syphilis est justiciable avant toute intervention du traitement spécifique; quant au rhumatisme, on le trouve assez souvent, soit à titre d'élément accessoire, de complication, soit à titre d'élément principal. Il se mêle souvent aux traumatismes, et chez les individus à constitution délicate où il a déjà altéré les articulations, il provoque dans certains cas des suppurations chroniques articulaires.

En ce qui concerne la tuberculose, c'est à elle que sont imputables la plupart des lésions chroniques du poignet chez l'adulte. Étant donné qu'on a affaire à une lésion tuberculeuse du poignet chez l'adulte, quelle conduite devra-t-on tenir? Voici ce qu'il résulte des recherches que nous avons faites et des observations que nous avons recueillies à cet égard: l'examen approfondi de l'état général du sujet, de l'intégrité de ses organes (testicules, poumons, tissu osseux) devra primer toute autre considération. Si l'auscultation indique des lésions manifestes dans les organes thoraciques, si l'examen microscopique révèle dans les fongosités de la plaie, des corpuscules, des follicules tuberculeux, des amas caséeux, il faut renoncer à la résection. Il est parfois des cas dans lesquels l'état des fongosités laisse des doutes sur la nature scrofuleuse ou tuberculeuse de l'affection. « Mais on trouve des cas bien tranchés, dans lesquels quelque idée qu'on ait sur les rapports de la scrofulose et de la tuberculose, on n'hésite pas à porter ce dernier diagnostic. Si l'on trouve alors ces fongosités en masses épaisses, piquetées de blanc à leur surface, et présentant dans leur épaisseur de petits points blanc-jaunâtre, si cette altération de la synoviale s'accompagne de lésions étendues et profondes des os, s'il y a déjà un commencement de lésion pulmonaire, il vaut mieux renoncer à la résection et se décider immédiatement à l'amputation. *(Ollier. Rev. men. de méd. et chir. décembre 1880).*

Il est des cas cependant dans lesquels il faut opérer chez un tuberculeux ; c'est lorsqu'une lésion locale chronique, par la longueur de la suppuration, a amené chez un sujet prédisposé l'éclosion de la diathèse dans les poumons. Ici la résection supprimant la lésion locale, l'état général en bénéficie, et on a observé souvent la rétrocession, sinon la guérison complète de la lésion viscérale.

Du reste, il y a des cas intermédiaires nombreux, et il faut alors faire profiter le malade du peu de gravité des opérations par le procédé de Lister.

Par ce procédé qui a permis de réduire de plus en plus les résultats défavorables causés par la complication des plaies, on avait aussi espéré pouvoir écarter en opérant hâtivement, les dangers de la tuberculose, dangers qui grandissent d'autant plus que le sujet garde plus longtemps la tuberculose locale. Plusieurs chirurgiens pensaient que sous la protection de la méthode antiseptique, on pourrait conserver beaucoup plus de membres utiles, et non-seulement arracher plus d'hommes à la mort, en les préservant des complications accidentelles des plaies, mais encore, en *prévenant la généralisation de la tuberculose.* Un chirurgien Allemand, Kœnig, voulut se rendre compte par lui-même des modifications et des résultats qu'on pouvait obtenir dans ces conditions.

Il fit de 1877 à 1880, le nombre respectable de 117 résections articulaires, opérant indistinctement les affections chroniques d'origine tuberculeuse ou simplement inflammatoire. Il résulte de sa statistique que les prévisions optimistes qu'on avait eues à cet égard ne se sont malheureusement pas réalisées, car Kœnig conclut en disant « que, jusqu'à présent, il semble résulter de ses observations, que la méthode antiseptique n'a pas exercé d'influence essentielle sur la marche de la maladie. » (*Kœnig, Gottinger. — Die Erfolge der Resectionen bei tuberculosen Erkranküngen der Knochen und Gelenke ùnter dem Einfluss der Antiseptische Verfahrens. Arch. für Klin. Chir. Bd. 25.)*

Scrofule. — Ce que nous avons dit précédemment des manifestations scrofuleuses, lorsque nous avons traité de l'âge du sujet nous dispense d'en parler longuement ici.

Nous n'entrerons pas dans la discussion de l'identité de la scrofulose et de la tuberculose. Si elles se ressemblent histologiquement, leurs formes cliniques sont bien différentes dans la plupart des cas. On sait que les altérations provoquées par la scrofule sont relativement bénignes, en ce sens qu'elles ne renferment pas de germes virulents pour l'économie. Dans les cas où elle ne sera pas unie à une tuberculose bien constatée, lorsque le raclage des fongosités et leur cautérisation n'auront pas suffi, on est en droit d'attendre de la résection des résultats satisfaisants au point de vue de l'état local et de l'état général.

Traumatismes. — Nous définirons d'abord sommairement ce que l'on doit entendre par résection totale et résection partielle du poignet, car il n'est pas indifférent d'employer l'une ou l'autre dans les traumatismes.

La résection totale est celle qui comprend : l'ablation de l'extrémité inférieure des deux os de l'avant-bras, et la première rangée du carpe ou bien les deux rangées, ou mieux encore l'extrémité supérieure de quelques métacarpiens. Le pisiforme, le trapèze et l'apophyse de l'os crochu, sont le plus souvent laissés dans la plaie, parce qu'ils ne participent pas à l'inflammation des os voisins.

Il y a deux espèces de *résections partielles* : 1° Celle qui comprend la résection des extrémités radiale et cubitale, ou l'excision de l'extrémité radiale seule. 2° La résection carpienne comprenant les deux rangées du carpe, ou au minimum la première rangée (L'excision de l'apophyse styloïde du cubitus ne serait par une résection partielle pour certains auteurs.)

Il y a dix ans, en présence d'une plaie du carpe par une balle, ou un projectile quelconque, on eût été d'avis d'enlever non seulement les os blessés, mais tout le carpe, surtout si la période inflammatoire avait commencé.

A cette période, les résections incomplètes avaient toujours donné de mauvais résultats, à cause des fusées purulentes, de l'envahissement des synoviales par l'inflammation. On amputait plus tard, ou les malades étaient emportés par la pyohémie. Le pansement de Lister a restreint considérablement les résections primitives, cela dépend de l'asepsie de la plaie qu'il maintient d'autant mieux qu'il est combiné avec le drainage. etc « Il y aura sans doute toujours des cas où la résection immédiate sera impérieusement indiquée. Quand les extrémités articulaires auront été fracassées en nombreux fragments, il sera toujours et de plus en plus indiqué de débarrasser la plaie de ces corps étrangers, (esquilles, balles, etc.) de mettre en rapport des surfaces contuses régulièrement sectionnées, car c'est dans ces plaies nettes, régulières, que le pansement de Lister doit agir d'une manière merveilleuse. Mais pour de simples fractures articulaires, pour des perforations d'une articulation par une balle, qui n'aura fait qu'entamer les extrémités articulaires, il sera indiqué d'attendre. D'autant plus que les résultats obtenus dans la dernière guerre par les chirurgiens allemands, qui ont abusé des résections hâtives, sont bien faites pour nous rendre prudents. » (Ollier. *Rev. mens.* décembre 1880).

On objectera peut-être, que la méthode de Lister ne saurait-être appliquée dans toute sa rigueur sur le champ de bataille, et que partant, l'expectation que l'on recommande est tout-à-fait illusoire.

Il est vrai, qu'il est difficile de réaliser cette méthode dans tous ses minutieux détails, mais ce que l'on demande, c'est surtout *l'application immédiate* du principe antiseptique, quelque simplifié qu'il soit.

Citons ici l'opinion de quelques chirurgiens militaires au point de vue de l'intervention et de la non-intervention..

Esmarck repousse la résection du poignet, en se fondant sur ce que les nombreux vaisseaux entourant de toute part l'articulation rendent l'opération très-difficile et qu'elle ne donne pas des résultats supérieurs à ceux qu'on obtient en ouvrant convenablement la capsule et en enlevant les esquilles.

Langenbeck n'est pas de cet avis, il dit que « cette opération promet les plus beaux résultats, pourvu que les parties nécessaires à la fonction restent intègres, que l'opération soit faite avec ménagement et qu'on applique un traitement approprié. La résection immédiate est indiquée, dans le cas de fracture des extrémités inférieures des os de l'avant-bras ou du carpe, surtout lorsque le projectile est resté dans la plaie et ne peut être extrait autrement. Dans une simple perforation de l'articulation radio-cubitale et du carpe, il faut conserver, mais réséquer dès que l'infiltration menace de s'étendre au bras. » (Langenbeck. Archiv für Klin. chirur. T. XVI 1874.)

Legouest affirme que si les désordes sont tels que l'on ne puisse se borner à l'extraction des esquilles, mieux vaut amputer. (Chirurgie d'armée 1872).

Spillmann pense qu'il faut réséquer quand l'inflammation, la carie, la nécrose, etc., menacent d'emporter les blessés ou de les trop affaiblir. Il rejette les résections primitives, mais admet les résections médiates et secondaires qui sont préférables à l'amputation, quand il n'y a pas de contre-indications. (Spillmann, Dict. de Dechambre, art. Résection.) »

Von Scheven qui donne la statistique de tous les cas connus de plaies du poignet par armes à feu, conclut ainsi : « On a exagéré la valeur de la conservation simple qui n'est applicable qu'aux cas légers où elle n'arrive même pas à conserver les fonctions de la main. Les cas graves seront traités par la résection qui donne un meilleur résultat fonctionnel, tout en n'élevant pas la mortalité d'une façon considérable. A ce point de vue l'expérience des dernières guerres ne permet pas de porter un jugement définitif sur la valeur de la résection du poignet, qui a été généralement pratiquée très tard, rarement d'après des principes méthodiques, et n'a pas toujours été suivie d'un traitement consécutif approprié. (Ueber die Schüssverletzungen des Handgelenks etc., par von Scheven, Deutsche militairærtzliche Zch. 1876 p. 218).

Les opinions de ces différents auteurs, qui se sont spécialement occupés de chirurgie de guerre, sont bien complexes, et il est assez difficile d'en dégager des indications précises, d'autant plus que ni les uns ni les autres ne font de mention particulière de l'influence que peut avoir le pansement antiseptique sur l'avenir des plaies par armes à feu.

Il est probable que les partisans de l'expectation se fondent sur les avantages qu'ils ont reconnus dans la méthode Listérienne. Ceux qui réclament l'opération radicale, avec Legouest, invoquent les résultats obtenus par les réséqués à la suite des guerres de 1864 à 1870-71.

On a cependant enregistré des succès manifestes, et quelque insuffisants qu'aient été les résultats obtenus, ils sont encore préférables à ceux qu'aurait donnés l'amputation ; la plupart des réséqués pouvant tirer un utile parti de leur membre avec un appareil approprié.

En outre, si l'on eût appliqué la méthode sousperiostée selon les règles qu'elle comporte et qu'il est absolument nécessaire de suivre, on aurait obtenu au poignet, surtout dans les traumatismes, des résultats tout autres que ceux dont Hannover, Kratz, Segel font un si triste tableau.

Avec le pansement Listérien, « des articulations ouvertes par les projectiles pourront guérir sans résection, si l'on peut éloigner les accidents septiques dont elles sont menacées par la pénétration de l'air dans le foyer de la blessure. Dès que ces accidents infectieux pourront être plus sûrement évités, le chirurgien choisira pour intervenir le moment le plus favorable au succès orthopédique de l'opération.

Il attendra que le périoste et les tissus fibreux périarticulaires aient subi le travail préparatoire qui les rend aptes chez l'adulte à reconstituer une articulation nouvelle. N'étant plus forcé de faire la résection immédiate pour sauver son blessé, il se réservera pour la résection secondaire... »

« Le grand nombre des résultats défectueux constatés après les dernières guerres ne doit donc pas nous faire abandonner les résections. Il n'y a qu'une conclusion logique à tirer de ces insuccès, c'est qu'on ne réussit pas dans certaines conditions ; mais d'autre part les succès obtenus nous indiquent dans quel sens nous devons nous diriger pour réussir. L'abus ou l'application vicieuse d'une méthode n'en détruit pas la valeur pratique. Il faut seulement se renfermer dans les limites de son application, et non seulement adopter son nom, mais se conformer à ses principes. » (Ollier — Congrès de Genève).

Pratique civile. — Les lésions que l'on rencontre le plus fréquemment sont dues à des fractures comminutives, à des luxations compliquées. Assez souvent on a affaire à des plaies par armes à feu.

Dans ces derniers cas, la conservation doit être le principal objectif du chirurgien.

Le milieu dans lequel se trouve le sujet, les soins qu'il peut recevoir, l'intégrité de l'état général, seront les sûrs garants d'un heureux résultat.

Si l'on est obligé d'intervenir activement, la résection sous-périostée des parties atteintes sera une opération efficace au point de vue du fonctionnement ultérieur de l'organe. Il en sera de même dans les fractures et les luxations compliqués, après l'esquillotomie, et la régularisation de la plaie sous le nuage antiseptique.

Affections spontanées. — *Arthrites ou Osteo-arthrites suppurées, tumeurs blanches, carie, ostéites juxta-épiphysaires, etc.*

« Dans les arthrites ou osteo-arthrites suppurées, que la maladie ait débuté par l'os ou l'articulation, non-seulement la résection peut être pratiquée, au milieu des symptômes aigus, mais elle constitue la méthode de traitement la plus rationnelle et la plus efficace (Ollier. loc. cit)-

Nous supposons naturellement que nous n'avons pas affaire ici à un sujet tuberculeux. Les règles à suivre, dans ce dernier cas, ont été exposées précédemment, nous n'y reviendrons pas.

La disposition des nombreuses séreuses articulaires

qui entrent dans la structure du poignet est essentiellement favorable à la propagation de l'inflammation et à l'envahissement complet de l'article.

Pour Tilleaux, il existe sept synoviales indépendantes, de l'extrémité inférieure de l'avant-bras aux têtes des métacarpiens. C'est là la règle ordinaire, mais elle souffre de nombreuses exceptions.

L'affection peut débuter dans l'articulation radio-carpienne, la médio-carpienne ou la carpo-métacarpienne. A la faveur de l'indolence spéciale qui caractérise ces sortes de lésions, l'inflammation a gagné de proche en proche et a fini par tout envahir.

Pendant longtemps on ne sent rien, la suppuration s'établit lentement, la barrière formée par les synoviales s'efface, il se fait des fongosités partout, et il n'y a plus qu'une grande cavité fongueuse, où nagent les os ; les ligaments deviennent fongueux aussi.

Telle est à peu près la marche que suit l'affection dans les cas chroniques.

Quoique le plus souvent le carpe soit pris le premier, il peut arriver qu'une ostéite juxta-épiphysaire ait signalé le début de la maladie. L'envahissement va de haut en bas et gagne l'articulation radio-carpienne. Si on intervient alors à cette période, en réséquant les extrémités inférieures du radius et du cubitus, on a presque toujours des résultats très-satisfaisants. Mais il est difficile de savoir à quel moment il faut opérer. On pourrait se baser sur l'ordre d'apparition de la douleur et du gonflement pour savoir quel est le point de départ ; malheureusement les malades ne peuvent le plus souvent vous renseigner d'une manière précise là-dessus. On peut cependant tirer de précieux indices des signes suivants relativement au point de départ de l'inflammation. Si les mouvements de la main sont douloureux dans l'extension, il y a inflammation de la radio-carpienne; si c'est dans la flexion, ce serait la medio-carpienne; si la douleur et le gonflement siègent en bas il faut accuser la carpo-métacarpienne. Mais il n'y a rien là d'absolu. Quand on opère pour des lésions chroniques, ordinairement la propagation s'est faite déjà par le périoste, les os ou des fongosités envahissantes. Il ne faut pas se fier à la prétendue séparation des synoviales pour faire des résections économiques. Il faut être disposé à aller le plus loin possible et enlever tout ce que l'on trouve de ramolli.

Cette pratique, fondée sur des observations nombreuses, n'exposera pas à des récidives, ou à des amputations ultérieures.

Tumeurs de la région radio-carpienne. — Elles sont bien rares, mais peuvent être malignes ou bénignes. Dans le premier cas, amputer; quant aux secondes on pourrait en tenter la résection, mais il ne faudrait pas que des délabrements par trop considérables suivent l'intervention.

Nous avons compris sous le terme *d'indications extra-médicales,* celles qui se rapportent à la position sociale de l'individu, et à son opinion personnelle

Elles ont aussi leur importance.

En s'inspirant de la première de ces deux considérations, l'opérateur se laissera surtout guider par les services que peut rendre ultérieurement au sujet un organe qui aura conservé de la délicatesse, de l'agilité et de l'adresse, dût-il même avoir en perspective un temps de cicatrisation très-long. D'autre part il verra si son état de fortune lui permet de se procurer un appareil de prothèse qui est toujours d'un prix assez élevé

Enfin, le plus souvent pour ne pas dire toujours, le patient ne peut se résigner au sacrifice d'un membre, le mode d'intervention doit jusqu'à un certain point être subordonné à sa volonté.

CHAPITRE III

Manuel opératoire. — Traitement consécutif

Nous avons dit précédemment déjà, que l'un des principaux arguments contre la résection du poignet était la difficulté de l'opération. Les résultats défectueux qu'on a obtenus dépendent beaucoup aussi de l'application de la méthode ancienne. La méthode sous-périostée qui, au premier abord, paraît peu praticable pour cette résection est cependant la seule sur laquelle on puisse compter pour avoir des succès complets.

Le carpe n'est accessible que sur le dos ou sur les côtés ; les nombreux nerfs, tendons et artères qu'on rencontre sur la face palmaire, en rendent l'accès trop difficile.

Sur le dos, il paraît difficile également de l'aborder, vu le croisement des tendons ; cependant, on y arrive, en détachant méthodiquement le périoste et la capsule.

On doit encore à M. Ollier d'avoir dicté les principes qui régissent cette opération.

Nous rappellerons plus loin son ancien procédé aux deux incisions latérales et nous exposerons en détail le procédé nouveau et encore inédit que nous lui avons vu employer.

Il n'est peut-être pas d'opération qui ait donnée lieu à autant de divergences surtout au point de vue des incisions tégumentaires, que la résection totale du poignet.

On a essayé de toutes, en effet, triangulaires, quadrangulaires, curvilignes, en V, H, LJ, N, X, +, ⊔ avant d'arriver aux plus simples : à l'incision dorsale unique, ou aux deux incisions latérales. Non seulement on dirait que chaque chirurgien a voulu avoir la sienne, mais on en a plus proposé que mis en pratique.

Quoique l'incision des téguments n'ait pas d'influence marquée sur le résultat définitif de l'opération, on doit cependant préférer celle qui, tout en donnant autant de jour, occasionne moins de délabrements.

Des procédés employés ou proposés, tous, excepté la méthode sous-périostée sacrifient une partie plus ou moins considérable d'organes nécessaires au fonctionnement de la main. C'est là une conséquence forcée de la méthode ancienne.

Il n'entre pas dans notre cadre d'exposer au long tous ces procédés, nous renvoyons pour cela aux traités spéciaux de médecine opératoire.

Signalons, cependant, en passant, le procédé de Maisonneuve. Ce fut lui qui le premier, en 1852, pratiqua cette résection par la voie la meilleure. Il fit une incision de 20 centimètres, médiane, dorsale, de la main à l'avant-bras. Citons encore l'incision latérale externe de Danzel, latérale interne de Chassaignac, la double incision latérale de Dubled; les deux incisions en L⅃ de Roux, Heyfelder, le lambeau quadrilatère à base inférieure de Velpeau, à base supérieure d'Erichsen, l'incision en H de Moreau. Ces procédés n'ont plus de raison d'être avec la méthode sous-périostée.

A plus forte raison doit-on rejeter ceux de Bonnet qui, persuadé que l'ankylose était le meilleur résultat à espérer, conseillait de couper, de parti pris, les tendons destinés à mouvoir la main sur l'avant-bras; de Butcher qui ne conserve que les tendons du pouce; et enfin de Stanley qui sectionne tous les tendons.

Nous ne parlerons pas de l'incision de Simon, pratiquée sur la face palmaire.

Nous ne pouvons résister au désir de nous étendre un peu plus longuement sur deux procédés employés de prédilection jusqu'ici : ceux de Bœckel et de Lister.

En 1867, Bœckel de Strasbourg modifia en le régularisant le procédé de Maisonneuve.

Il l'employa dans deux cas rapportés par la *Gazette médicale* de Strasbourg en 1867. Les résultats furent heureux.

Il peut, sans conteste, en revendiquer la priorité.

On n'a pas l'air de s'en douter cependant, en Allemagne, où Esmarch et avec lui la plupart des autres auteurs, l'appelent le « *procédé de Langenbeck.* »

Ce dernier, en effet, ne fit qu'imiter Bœckel.

Pour dégager les parties molles, Bœckel fait une incision qui part de la base du 2e métacarpien et se prolonge en haut dans la direction de cet os, jusqu'à 2 ou 3 cent. au-dessus de l'extrémité inférieure du radius. La peau est seule intéressée. Il ouvre la gaîne du 2me radial et la détache à son extrémité inférieure. Décollant le tendon du long extenseur du pouce, il le porte en dehors, et dégage avec la rugine la face dorsale du radius. Pour désarticuler le carpe, il ouvre l'articulation par la face dorsale. Fléchissant fortement la main et l'inclinant en dedans, il fait saillir le carpe et dégage successivement ses deux faces avec le bistouri et la rugine.

Il coupe à sa base avec des cisailles le crochet de l'unciforme, et le laisse adhérent aux parties molles, ainsi que le pisiforme et le trapèze. Il sépare le carpe avec la gouge et le bistouri.

Il énucle le trapèze avec une pince à griffes. Il évide le pisiforme avec la gouge pour ménager le tendon du cubital antérieur. Après avoir dégagé avec la rugine l'extrémité inférieure des os de l'avant-bras, il la fait saillir dans la plaie et il retranche successivement toutes les parties malades.

Bœkel regarde comme impossible de conserver la totalité des tendons, et cite spécialement celui du supinateur, comme devant être nécessairement coupé. Il a sacrifié aussi le court extenseur du pouce, craignant que la dénudation et l'écartement de ce tendon ne compromissent ses fonctions dans l'avenir. (*Chauvel, med. oper.*)

Procédé de Lister. — C'est ce chirurgien qui, le premier, pratiqua l'incision bilatérale. Il fait une première incision sur la face postérieure du deuxième métacarpien en dedans du tendon extenseur du pouce, et la conduit en haut, le long du bord interne de ce tendon jusque sur le radius.

Il dégage le carpe dans la partie externe de la plaie, en disséquant avec soin les parties molles et ménageant l'artère radiale, puis il détache les insertions des deux tendons des radiaux. Avec des cisailles de Liston, il sépare le trapèze des autres os du carpe, et ceux-ci sont retirés vers la lèvre interne de la plaie. Sur le bord interne du cubitus, un peu en avant, il fait une seconde incision qui, partant du milieu du cinquième métacarpien, s'étend jusqu'à cinq centimètres au-dessus de l'apophyse styloïde du cubitus. Il détache le tendon du cubital postérieur et il poursuit le dégagement en dehors, jusqu'à ce que les parties molles soient complètement séparées des os. Il détache le pisiforme en avant et le laisse dans le lambeau. Section de l'apophyse de l'os crochu, puis ablation des autres os au davier. Faisant saillir dans la plaie l'extrémité inférieure des os de l'avant-bras, il dénude et résèque toute la partie malade. On peut également enlever la base des métacarpiens.

Si le trapèze et le pisiforme sont sains, les laisser.

Par ce procédé, on coupe nécessairement les extenseurs du poignet, mais le fléchisseur cubital de la main reste attaché au pisiforme et le fléchisseur radial est aussi le plus souvent conservé. (Chauvel, loc. cit.)

L'ancien procédé de M. Ollier était plus complet encore que ceux de Bœckel et de Lister. Le tendon du long supinateur n'est pas coupé, il est adhérent à la gaine périostique, par cela même il ne se retire pas et conserve son action. Quant au court extenseur et au long abducteur, ils sont écartés. Ce procédé est surtout applicable à l'ablation de l'extrémité inférieure des deux os de l'avant-bras.

Voici la description de ce procédé opératoire, telle que la donne le *Traité de la régénération des os, T. II, 1867, (p. 379.)*

1er *Temps. Incision de la peau et de la gaine périosteo-capsulaire.* — Incision longitudinale, commençant à 2 ou 3 centimètres au-dessous de l'apophyse du radius, et se dirigeant en haut dans la direction du bord externe de l'os, un peu en avant toutefois. Cette incision doit être seulement cutanée, afin de ménager la branche dorsale du nerf radial, qui se trouve dans cette direction : on l'éloignera avec des crochets mousses, si on le rencontre sur le trajet de l'incision. L'aponévrose incisée, on a sous les yeux les tendons des court extenseur et long abducteur du pouce, qu'on rejette sur la face dorsale. Ces tendons constituent un point de repère facile à trouver. Ils sont superficiels et contenus dans une coulisse spéciale. On n'a qu'à exciser la gaîne et à écarter les tendons pour apercevoir l'attache du long supinateur. On incise alors le périoste du radius sur la longueur voulue, en dehors du tendon du long supinateur et parallèlement à ce tendon.

2e *Temps Dénudation de l'os.* — Au moyen d'une rugine droite et tranchante, on détache le tendon du long supinateur avec le périoste du radius, de manière que le tendon se continue toujours avec la gaîne périostique. On dénude ainsi l'extrémité inférieure du radius en écartant périoste et capsule. L'articulation étant ouverte, on fléchit la main sur le côté cubital. A mesure que l'articulation s'ouvre par ce mouvement, on détache toutes les parties fibreuses qui résistent. On peut alors, (et dans les cas pathologiques ce sera plus facile encore) sans autre incision, dénuder le cubitus en renversant la main sur le côté cubital. La dénudation s'opère de bas en haut, en repoussant les parties molles en haut. Si cette luxation est rendue difficile par des adhérences imprévues, ou un obstacle quelconque, on fait une seconde incision le long du cubitus et l'on dénude cet os séparément.

Cette incision n'offre rien de particulier, l'os étant superficiel et n'étant pas contourné par des tendons comme le radius.

3e *Temps. Section des os de l'avant-bras et extraction successive des os du carpe.* — Dans le cas où l'on ne veut réséquer que le radius, on sectionne cet os à la hauteur voulue, on le saisit avec le davier pour le renverser de haut en bas ; on désarticule ensuite. Mais, si l'on procède comme nous avons indiqué plus haut, c'est-à-dire par le renversement forcé de la main, on scie à découvert les parties dénudées du radius et du cubitus. Pour enlever le carpe, on exagère ce retournement de la main, de manière à faire saillir la 1re rangée en dehors des chairs et l'on enlève successivement chaque os avec une gouge ou un davier.

Sur le cadavre, on peut dénuder les deux rangées en masse et alors les enlever en faisant la désarticulation carpo-métacarpienne.

Dans une communication faite à la Société de Chirurgie, M. Verneuil parlant du manuel opératoire de certaines résections, dit qu'en règle générale on doit conserver les tendons et les muscles, mais que dans la résection du poignet on devra sectionner le cubital antérieur qui produit une déformation de la main, en la tenant dans l'adduction. Il cite à l'appui de son dire deux observations ; l'une est celle d'un vieillard à qui il avait enlevé les os du carpe et de l'avant-bras, et dont il fit l'autopsie ; il y aurait eu adduction forcée grâce à l'action du cubital antérieur. (Société de Chirurgie, Vol. IV ; p. 694-1878).

Ne pourrait-on pas expliquer avec M. Després que l'adduction prise par la main dépend du poids de la main elle-même ; ou bien supposer qu'après l'opération, elle a été placée dans cette position vicieuse qu'elle a conservé depuis.

M. Ollier qui, dans cette résection, a toujours respecté le cubital antérieur, n'a jamais constaté de semblable déplacement. En outre, M. Verneuil ajoute que le poignet étant un segment mobile pouvant être entraîné dans un sens ou dans l'autre, si les extenseurs sont coupés on laisse aux fléchisseurs tout pouvoir pour entraîner la main dans la flexion et réciproquement. C'est pourquoi, il est d'avis, lorsqu'une violence extérieure aura ménagé un groupe musculaire et détruit son antagoniste, de sectionner le groupe musculaire ménagé.

La suture des tendons donne actuellement de merveilleux résultats, il sera toujours indiqué de la tenter lorsque les extrémités tendineuses pourront arriver au contact.

Il nous reste maintenant à décrire le procédé employé par M. le professeur Ollier pour l'ablation des os du carpe seuls ou avec résection des extrémités radiale et cubitale. Nous ferons suivre cette description de quelques remarques sur le traitement consécutif qui nous a semblé jouer un grand rôle pour le rétablissement des fonctions du membre, et qui, trop souvent négligé ou mal appliqué, suffit peut-être à expliquer un certain nombre d'insuccès.

Procédé à incision dorsale pour l'ablation du carpe, avec ou sans résection des extrémités radiale et cubitale.

Points de repère. — 1° On cherche tout d'abord la saillie des apophyses styloïdes, on les réunit par une ligne idéale ; le diamètre bistyloïdien est le 1er point de repère.

2° Le second point de repère consiste dans la saillie du tendon extenseur et l'index, presque toujours sensible et visible, si le gonflement n'est pas très considérable.

3° Il peut arriver toutefois, que la tuméfaction et l'empâtement des parties molles, quelquefois la disparition plus ou moins complète des tendons englobés dans les fongosités, rendent sa recherche absolument infructueuse. Dans ce cas, on reconnaîtra, en déprimant les tissus, *la tête large et toujours sensible du second métacarpien.*

C'est là le troisième point de repère.

Position du sujet. Incision des parties molles jusqu'aux os. — Le sujet étant couché sur le dos, on place la main sur un billot dans l'extension et la pronation. Puis en se guidant sur les points de repère indiqués, on fait, à la face dorsale du carpe, une incision de 10 à 12 cent, en dedans du tendon extenseur de l'index, et suivant sa direction. Cette incision commence, en bas, au dessous de la tête du 2me métacarpien sur le bord radial de l'os et vient tomber sur le diamètre bistyloïdien, sensiblement en son milieu (1); dans ce point, elle correspond à une des crêtes dorsales de l'extrémité inférieure du radius. On coupe la peau, le tissu cellulaire sous-cutané,

(1) Nous emploierons les expressions de bord radial et bord cubital préférablement à celles de bord externe et bord interne, pour éviter toute confusion. En effet dans la pronation de la main, son bord externe devient interne et réciproquement. Ce qui ne change pas c'est le rapport de ces bords avec le radius et le cubitus.

dans lequel rampent une division du radial qu'on fait récliner par un aide, ainsi qu'une veine ou deux qu'on peut aussi sectionner entre deux ligatures. Dans la région carpienne, l'incision va jusqu'au périoste et aux ligaments dorsaux, passant à sa partie inférieure entre le tendon extenseur de l'index et le tendon du second radial externe. On coupe aussi le ligament annulaire dorsal, ce qui permet d'écarter largement les tendons et de facilement découvrir toute la région du carpe.

Dénudation et extraction des os. — A partir de ce moment, on n'a plus qu'à se servir du détache-tendon, avec lequel on détruit toutes les adhérences carpiennes dorsales. Le plus souvent d'ailleurs, dans les cas d'inflammations osseuses, ce temps de l'opération est très-facile. On ouvre ainsi l'articulation radio-carpienne, et les lèvres de la plaie étant fortement écartées, il est facile par un mouvement de flexion forcée de luxer le carpe en arrière. On peut aborder la face antérieure des os, et en se servant surtout du détache-tendon comme rugine et comme élévatoire, on arrive à extraire un premier os. Dès lors l'extraction des autres est extrêmement facilitée et on peut les saisir avec un davier, terminer, en les soulevant un peu, leur dénudation, et les enlever successivement, un à un.

Résection des extrémités radiale et cubitale. — L'articulation radio-carpienne une fois ouverte, on peut constater aisément si les surfaces articulaires des os de l'avant-bras sont altérées. Dans le cas où l'on juge leur résection nécessaire, on prolonge l'incision dorsale, non pas suivant la direction de la première, mais suivant l'axe de l'avant-bras. (1) On tombe sur un interstice fibreux, correspondant à la crête radiale, et limité du côté du radius par la gaîne de l'extenseur propre du pouce et du côté du cubitus par celle de l'extenseur propre de l'index.

On entreprend alors la dénudation méthodique du radius jusqu'à l'apophyse styloïde, et on détache le ligament latéral externe; on peut même, en écartant vivement cette lèvre de la plaie, détacher le périoste sur une certaine étendue, de la face antérieure du radius.

On reprend alors la dénudation de la lèvre cubitale de la plaie, on attaque la portion de la face postérieure du radius qui n'a pas été touchée jusque-là, on pénètre dans l'articulation radio-cubitale inférieure et on détache tout le revêtement fibreux de la tête du cubitus, en mettant la main dans l'extension, pour pouvoir faire écarter la masse des tendons par un aide.

La tête cubitale dénudée, la luxation des os dans la plaie est très facile, on n'a aucune difficulté à détacher le périoste antérieur. On peut ainsi remonter sans peine et scier les os de l'avant-bras, aussi haut qu'on veut, en faisant toutefois protéger les parties molles, par des instruments mousses.

(1) Le tracé de cette seconde incision prolongée sur l'axe de la main fait avec la première un angle d'environ 15° à 18°, ouvert en bas.

Incisions de décharge. — Pour faciliter l'écoulement du pus, on pratique méthodiquement, dans les points correspondants aux apophyses styloïdes, et en manœuvrant le bistouri de dehors en dedans, deux incisions verticales complémentaires de 10 à 15 m m.; qui permettront de faire passer un drain transversal, suivant le diamètre bi-styloïdien de la plaie, ou mieux de placer un drain borgne, dans chacune des fossettes laissées par l'absence des apophyses styloïdes qui sont sous-cutanées. *Ces incisions doivent être faites tout d'abord; il est plus facile de s'y reconnaître, ayant comme points de repère précis les apophyses styloïdes en place.*

Remarques. — Il nous faut maintenant revenir sur divers points importants, qu'il nous a été impossible dans l'exposé du manuel opératoire, de mettre suffisamment en relief.

A tout bien considérer il n'y a en réalité, que deux points de repères fixes : *le diamètre bistyloïdien et la tête du second métacarpien*. Quelque abondantes que soient les fongosités, quel que soit le gonflement, la tuméfaction de la région, il sera, en effet, toujours possible, dans les cas d'inflammations, de reconnaître, en déprimant les parties molles, des saillies osseuses ; au lieu que le tendon de l'extenseur de l'index, outre qu'il peut être détruit par le processsus fongueux, peut être déplacé ou dévié, soit en dedans, soit en dehors, ou n'être nullement sensible, perdu qu'il est au milieu des parties molles. Au surplus, l'ouverture de sa gaîne n'aurait qu'une médiocre importance ; elle est toujours plus ou moins altérée par l'inflammation de voisinage, quelquefois elle n'existe plus. Existât-elle, enfin, on sait l'innocuité de l'ouverture des gaînes tendineuses avec le pansement de Lister.

Dans les lésions traumatiques, on retrouvera aussi le plus souvent les points de repère osseux ; d'ailleurs nous savons que M. Ollier réserve plutôt le procédé à incisions latérales, pour ces cas et pour ceux d'ostéite juxta-épiphysaire de l'extrémité inférieure des deux os de l'avant-bras.

En résumé, ce qu'il faut surtout rechercher, ce sont ces saillies osseuses qu'on trouve toujours ; et si nous avons parlé du tendon extenseur de l'index, c'est surtout pour rappeler qu'on doit, avec grand soin, éviter de le blesser.

Les dimensions de l'incision dépendent uniquement de l'étendue de la substance osseuse à enlever. Lorsqu'avant l'opération on a pu poser un diagnostic assez précis pour savoir nettement qu'on n'aura pas à toucher au radius et au cubitus, on se gardera de prolonger l'incision sur l'avant-bras.

Cependant, pour faciliter l'opération, on devra toujours faire remonter l'incision carpienne à 1 cent. 1/2 environ au-dessus du diamètre bistyloïdien ; cela donne beaucoup de jour et permet d'écarter les lèvres de la plaie, suffisamment pour mettre bien à découvert toute la région opératoire.

Il ne faudrait pas croire, lorsqu'on pratique la résection radio-carpienne sur le cadavre, que les difficultés qu'on éprouve sur le vivant, dans les cas de lésions spontanées, soient seulement comparables. Dans ce cas, en effet, le périoste est très peu adhérent; les articulations sont distendues par les fongosités, et les os, le plus souvent en partie dépouillés, sont comme flottants au milieu des tissus morbides auxquels ne les retiennent que des adhérences extrêmement faibles. Leur extraction alors est de la plus grande simplicité; on n'a le plus souvent qu'à les saisir les uns après les autres, avec des pinces, et en les soulevant, le détache-tendon achève leur dénudation. Dans de nombreuses circonstances, on n'a pas à toucher au pisiforme qui, par le fait de sa situation anatomique, ne participe pas aux lésions spontanées. Le trapèze jouit aussi quelquefois de cette immunité ; nous en avons fait mention déjà. Quoiqu'il en soit, la plaie très-largement ouverte permet de se rendre un compte exact de l'étendue des altérations osseuses, et de limiter l'intervention aux parties malades. On attaque le mal par son centre : il est facile dès lors d'examiner et en haut et en bas si le processus a envahi les extrémités postérieures des métacarpiens.

Si on les trouve malades, on n'a qu'à les dénuder méthodiquement avec le détache-tendon, en ayant soin de bien ménager les attaches des deux muscles radiaux, puis on les sectionne avec les cisailles ou le davier-gouge.

Dans les traumatismes à grands éclats, lorsque le carpe a été broyé comminutivement par un projectile de guerre, il n'y a plus à proprement parler de résection méthodique.

Ce que l'on fait, c'est une exploration antiseptique complète avec débridements pouvant ultérieurement servir à la résection. On cherche à se rendre bien compte de ce qui peut vivre encore parmi les nombreuses esquilles, on laisse dans la plaie les fragments dont la nutrition est assurée par des adhérences avec les parties molles, et on enlève, au contraire, les portions qui, destinées à se nécroser, nuiraient, si on les laissait dans la plaie, à sa réparation. Nous avons dit déjà que ce n'est que si on reconnaît l'impossibilité de rien conserver, si tout est broyé, détaché, isolé des tissus mous, que l'on pratique résection. Il est utile alors de n'avoir pas à recourir à des incisions nouvelles, mais de pouvoir se servir de celles au moyen desquelles on a assuré le diagnostic.

Nous ferons remarquer encore que l'incision antibrachiale, telle que nous l'avons indiquée, permet de ne toucher aucun muscle ; elle passe dans un interstice toujours large et facilement reconnaissable et c'est dans cet interstice même que l'on ouvre la gaîne périostique. Dès lors, quand le périoste est décollé, on peut remonter sur les os, aussi haut que l'exigent l'étendue des lésions et les nécessités opératoires, sans avoir à pratiquer d'incision nouvelle. Lorsque le périoste qui recouvre la partie renflée des extrémités radiale et cubitale a été détaché, — c'est la partie la plus laborieuse — le travail devient si facile qu'on a à se garder des décollements trop étendus, qu'entraînerait, si on n'y faisait attention, le seul poids de la main.

Un point sur lequel nous désirons appeler l'attention, c'est que, dans les lésions tuberculeuses ou fongueuses, la résection ou l'ablation osseuses seraient insuffisantes, si l'on n'y ajoutait un curage méthodique des fongosités.

Ce n'est pas là la partie la plus simple de la tâche, et souvent le temps que l'on passe à poursuivre avec la curette le tissu morbide dans les anfractuosités de la plaie, dépasse celui qu'on a consacré à la résection proprement dite. Aussi, ne doit-on pas considérer cette partie de l'opération comme accessoire, et si nous insistons sur ce point, c'est que nous avons pu juger par nous-même de la difficulté qu'il y a quelquefois à être complet, et d'autre part, des avantages de cette manière de procéder. Il est des cas, d'ailleurs, où le curage, même si complet qu'on le suppose, ne permet pas de tout enlever, c'est alors qu'on aura recours à des modificateurs locaux, tels que le fer rouge, par exemple. Nous aurons à revenir sur ce point, en parlant du pansement.

La plaie ne présentant pas des conditions favorables pour l'écoulement du pus, il est absolument urgent de parer à cet inconvénient par les deux *incisions de décharge*. Du côté du cubitus, l'apophyse styloïde est sous-cutanée, l'incision est donc facile. Il n'en n'est pas de même du côté du radius : le tendon du long supinateur, l'artère radiale sont des organes à ménager ; aussi est-ce méthodiquement, couche par couche, qu'on doit inciser. D'ailleurs, tant que les apophyses styloïdes sont en place, on risque moins de blesser ces organes et on aura toujours d'excellents points de repère ; aussi avons-nous souvent entendu M. le professeur Ollier insister sur ce fait que l'on devait pratiquer tout d'abord ces deux incisions, en se guidant sur les saillies osseuses, avant d'entreprendre la résection proprement dite.

Dans le cas enfin, où on ne résèquerait pas les extrémités radiale et cubitale, on ferait les incisions de drainage en avant des apophyses styloïdes, sur les parties latérales de la région carpienne.

Si nous voulons maintenant résumer les avantages généraux du procédé de M. Ollier, nous dirons :

1o L'incision *carpo-antibrachiale* dorsale permet de conserver intégralement tous les muscles et tous les tendons de la région, fait important au point de vue fonctionnel.

2o Elle n'entraîne à sectionner aucun vaisseau, ni aucun nerf important.

3o Elle crée une voie large, met bien à découvert les parties malades et permet une exploration complète, non-seulement de la région carpienne, mais des bases des métacarpiens et des extrémités radiale et cubitale. Elle permet enfin une application complète de la méthode sous-capsulo-périostée.

4o Sans le secours d'autres incisions, on peut enlever du côté de l'avant-bras une longueur d'os aussi grande que l'exige l'étendue des lésions.

5o Avec les incisions de décharge, elle crée une plaie où l'écoulement du pus se fait très facilement.

Traitement consécutif

Pansement. — Dans les lésions spontanées, où l'on n'espère pas de réunion immédiate, l'importance des sutures est peu grande; aussi avons-nous vu le plus souvent M. Ollier diminuer seulement l'étendue verticale de la plaie par trois ou quatre points de suture métallique à ses extrémités. La partie moyenne doit être laissée largement béante ; cela permet de placer deux ou trois drains debout qui assureront encore mieux, si cela est possible, l'écoulement du pus hors de la cavité destinée à suppurer.

Après le lavage antiseptique de la plaie, on enferme le membre dans un pansement de Lister.

On sait combien le pansement à l'iodoforme est en faveur en Allemagne ; depuis quelques mois, les chiffres donnés par plusieurs chirurgiens d'outre-Rhin sont bien faits pour encourager les opérateurs. Il n'entre pas dans notre plan de discuter longuement la manière d'agir de cette substance ; nous voulons seulement rappeler que depuis de longues années, en France, l'iodoforme a été employé dans le pansement des plaies. A Lyon, en particulier, les chirurgiens de l'Antiquaille l'emploient depuis longtemps, pour modifier les ulcérations atones, de nature douteuse, sans tendance à la guérison ; c'est ainsi qu'on a obtenu de très-beaux résultats dans le traitement des chancres mous ou indurés, des ulcérations scrofuleuses ou syphilitiques, etc.

Toutefois l'audace n'avait jamais été poussée au

point d'employer des quantités aussi considérables de cet agent. Bien qu'on eût reconnu ses propriétés modificatrices et excitantes, on n'allait pas jusqu'à bourrer des cavités fongueuses avec des centaines de grammes de poudre d'iodoforme. On craignait, peut-être avec raison, les effets toxiques de l'iode. La substance elle-même, chimiquement encore assez mal connue, était tenue en suspicion. Que l'iodoforme détruise le follicule tuberculeux (Mosetig) qu'il modifie la fongosité et la transforme en tissu cicatriciel (Gussenbauer), c'est là un point d'interprétation non encore tranché ; ce qu'il y a de certain, c'est que jouissant de propriétés antiseptiques non douteuses, il imprime aux tissus fongueux une marche plus franche, qu'il donne à ces produits une vitalité plus grande, tout en en diminuant peut-être la reproduction. A Paris, peu de chirurgiens l'ont employé. Pour ne parler que de ce que nous avons vu par nous-même, nous rappellerons qu'à la Clinique de St-Sacerdos, M. le professeur Ollier l'a employé avec succès dans une résection de la hanche, chez un homme de 28 ans, dans une résection du genou, chez une enfant de 8 ans, dans une ablation totale du calcaneum chez un garçon de 15 ans, dans une résection de la diaphyse cubitale chez une femme adulte, etc. Dans ces cas, la quantité d'iodoforme employée a varié de 25 gr. à 150 grammes; et dans aucun, nous n'avons observé d'accident d'intoxication comme on aurait pu le redouter à priori. Tous ces malades sont en bonne voie de guérison ; toutefois, il serait prématuré de se prononcer sur les résultats définitifs.

Nul doute que si un cas de résection du poignet, pour lésion spontanée tuberculeuse, se présentait, M. Ollier n'hésitât à bourrer la plaie d'iodoforme. Aussi, sans recommander d'une manière formelle ce pansement, dont les effets sont encore peu certains, pensons-nous qu'il pourra, dans les cas qui nous occupent, où la reproduction incessante des fongosités fait le désespoir du chirurgien, être très utilement employé.

Quoiqu'il en soit, que l'on ait fait un pansement de Lister ordinaire ou un pansement à l'iodoforme, il est un point capital que l'on n'aura garde de négliger, nous voulons parler de l'immobilisation en bonne position.

Nous avons vu employer avec succès à la Clinique chirurgicale, la gouttière plâtrée amovible, qui permet de surveiller la plaie, de faire facilement tous les pansements, qui est vite faite, et qui surtout, en raison de son prix modique, peut être facilement remplacée.

Quant à la position à donner au membre, elle a aussi son importance. Il faut que la main soit bien dans l'axe de l'avant-bras ; on la met ordinairement en pronation. Si on suit fidèlement ces préceptes on évitera ces déviations secondaires signalées par M. Verneuil.

Nous ne pouvons négliger de parler du traitement consécutif. Ici deux points se présentent. Modifier les fongosités persistantes et assurer le rétablissement fonctionnel de l'organe.

Pour le premier point, on emploiera les injections modificatrices avec la teinture d'iode, on pratiquera aussi des cautérisations profondes avec le crayon de nitrate d'argent, ou des attouchements avec l'acide chromique. Nous avons vu employer ces divers agents avec succès, chaque fois que leur application a été continuée assez longtemps. Depuis quelques mois M. Ollier emploie des trochisques d'iodoformes et bien que les faits soient trop récents, pour qu'on puisse en juger sainement, du moins, ils ont donné des résultats très-avantageux. Quel que soit l'agent employé, on ne doit pas se décourager malgré la reproduction incessante des tissus fongueux. Peu à peu, — quelquefois, il faut longtemps — les fistules se bouchent une à une, la tuméfaction diminue et la guérison se confirme.

Il ne faut pas attendre ce moment pour mobiliser les articulations. En effet, ce qui nuit surtout au rétablissement fonctionnel de la main, ce sont les raideurs articulaires et tendineuses. Les mouvements seront limités, sans doute, du côté du poignet, mais l'importance de ce fait sera bien moins grande que l'ankylose des articulations phalangiennes et métacarpo-phalangiennes. Ces dernières surtout — et peut-être cela doit-il être imputé aux appareils immobilisateurs — s'ankylosent avec une extrême facilité.

Immédiatement après l'opération, il est assurément nécessaire d'immobiliser entièrement le membre : une attelle plâtrée palmaire, remontant jusqu'au coude et descendant jusqu'aux extrémités digitales, sera donc appliquée. Mais, la période des accidents immédiats passée, il faudra, ou bien la couper à son extrémité antérieure, de façon à permettre au malade d'exécuter des mouvements actifs des doigts ou ce qui vaut mieux, en faire une nouvelle. Le malade se soumettra de lui-même assez difficilement à ce traitement qui est douloureux, aussi c'est par une surveillance et des exercices passifs de tous les jours, faits avec une grande persévérance, qne l'on arrivera à un résultat désiré. Nous avons pu juger par nous-même de la difficulté qu'on éprouve, des résistances à vaincre du côté du malade, qui se rend mal compte de l'importance qu'ont ces exercices, et qui, ne souffrant pas, tolère difficilement qu'on lui fasse mal pour arriver à un but dont il ne comprend pas bien l'utilité.

Une certaine modération doit être apportée toutefois dans ces mouvements, et il y a un certain degré de douleur qu'on ne doit pas dépasser. Il faut se garder d'occasionner des déchirures qui provoqueraient une inflammation productive dans les jointures et un résultat opposé à celui qu'on cherche. Nous tenons à le répéter et à insister beaucoup sur ce point : ce sont les articulations métacarpo-phalangiennes surtout, et celles des doigts qui doivent préoccuper. Comptez peu sur le malade, agissez beaucoup par vous-même, c'est le moyen d'aboutir.

Outre les mouvements actifs et passifs, il est une ressource qu'on ne doit pas négliger ; nous voulons parler de l'électricité d'induction qu'on appliquera sur les muscles de l'avant-bras, aussitôt la période aiguë passée. Nous n'avons pas à discuter le mode d'action et les bons avantages de ce moyen dont l'utilité est actuellement bien connue.

En somme, la résection du poignet, pratiquée suivant les règles posées par M. le professeur Ollier, nous paraît une bonne opération, à la condition qu'on suivra le malade avec attention, qu'on surveillera le traitement consécutif ; le résultat fonctionnel, utile par conséquent, est à ce prix. Ce n'est que par un soin de tous les instants, par des précautions minutieuses, qu'on l'obtient.

CHAPITRE IV

Observations

Nous allons maintenant constater les résultats obtenus chez les opérés, en examinant avec détail chacune de nos observations. Ces dernières sont au nombre de douze dont sept sont encore inédites. Une autre a été présentée à la Société des Sciences médicales de Lyon, en 1872, par M. Viennois. Nous voyons souvent M. Richard, qui fait le sujet de l'observation; un examen de son état actuel nous a permis de compléter les renseignements donnés par M. Viennois. Tous ces malades ont été opérés par M. le professur Ollier. Nous avons eu l'occasion d'assister à l'opération de plusieurs d'entre eux, et de les suivre longtemps après, tout à notre aise. Nous y ajoutons un cas de M. le professeur J. Reverdin de Genève ; les trois autres sont tirés de la pratique d'Esmarch, à Kiel et relatés dans la thèse de M. Hinsch, l'un de ses élèves.

Ces malades sont envisagés au point de vue du résultat définitif de la résection radio-carpienne, c'est à ce titre que nous les admettons à côté de nos autres faits. Nous pourrions y joindre beaucoup d'autres observations, mais comme elles sont trop rapprochées du moment de l'opération, elles signalent plutôt les résultats au point de vue de la conservation de la vie du sujet qu'à celui du fonctionnement définitif de la main.

OBSERVATION I

OSTEO-ARTHRITE FONGUEUSE SUPPURÉE DU CARPE DROIT. TUNNELLISATIONS AU FER ROUGE. GUÉRISON. RÉCUPÉRATION DES MOUVEMENTS.

Jacquand Marie, de Tournon, Ardèche ; 12 ans et 1/2, entre à Hôtel-Dieu le 1er mai 1878.

Pas d'antécédents héréditaires. Un jour, en 1877, il y a un peu plus d'un an, la malade jouait avec ses camarades, lorsqu'elle tomba contre un mur, sur la région du carpe droit. Après l'accident, elle put accomplir tous les mouvements de la main, sans douleur trop violente, on ne remarqua aucune écorchure, aucune rougeur, la douleur seule annonçait une lésion.

Quatre mois après l'accident, la peau devint violacée, au niveau du carpe, sans qu'il y ait eu de douleurs bien violentes. Cette tuméfaction dura environ deux mois, pendant lesquels la peau s'amincit de plus en plus. Alors, au milieu de la région dorsale de la main, il se forme une ouverture qui donne issue à une grande quantité d'un liquide louche, purulent, plus fluide que le pus ordinaire, analogue à celui qu'on voit encore sortir aujourd'hui. Trois autres ouvertures présentant les mêmes caractères se formèrent successivement à la région dorsale ; deux autres à la région palmaire, au niveau du carpe, l'une à la région thénar et l'autre à la région hypothénar.

Ces deux dernières sont encore très petites aujourd'hui. Par contre, celles de la région dorsale sont allées en s'agrandissant et ont formé autant d'ulcères fongueux, rouges en certains points, grisâtres en d'autres, donnant lieu à une suppuration assez abondante. L'ulcère qui occupe la partie centrale présente la largeur d'une pièce de cinq francs au moins. La première phalange du petit doigt est tuméfiée et donne l'aspect fusiforme à ce doigt; un ulcère de mêmes caractères que les autres, ayant le diamètre d'une pièce de cinquante centimes existe à la face palmaire, au niveau de l'articulation phalango-phalanginienne, dont les mouvements sont douloureux, sans que pour cela on puisse y constater de craquement. Les mouvements du poignet ne sont pas douloureux. Il existe une tuméfaction énorme de toute la face dorsale dont le summum se trouve au niveau du carpe.

Côté malade : Poutour mesuré au niveau des articulations carpo-métacarpiennes, 26 centimètres.

*Côté sain :*18 centimètres 1/2.

Etat général assez bon ; un peu d'anémie. Appétit bien conservé. Jamais d'hémoptysie: Rien à l'auscultation, pas d'autres lésions osseuses.

4 *Mai.* — Cautérisation énergique au Paquelin.

Tunnellisation; ablation de quelque parcelles osseuses, tous les trajets fistuleux, communiquent entre eux. On constate ce fait, en poussant une injection dans l'un de ces trajets ; le liquide sort par tous les autres.

16 *Mai.*— Suppuration abondante, la malade souffre moins que le lendemain de l'opération et autant qu'avant l'opération.

22 *Mai.* — Dans la plaie du milieu située à la face dorsale de la région carpo-métacarpienne on voit des os tellement raréfiés qu'ils ressemblent à de la pierre ponce fine. Issue de quelques fragments de ces os, quand on fait une injection à l'eau phéniquée.

24 Mai. — Température, 38° 5.

11 juin. — Pansement avec de la teinture d'iode pure.

19 juin. — Extraction d'un petit séquestre, ce séquestre est l'extrémité supérieure d'un métacarpien.

15 juillet. — Cautérisation des trajets au nitrate d'argent.

24 novembre. — Les doigts commencent à faire quelques mouvements de flexion et d'extension. Pansement à la liqueur iodo-tannique et alcool.

28 novembre. — Cautérisation superficielle au nitrate d'argent.

5 mars 1879. — La malade est en bon état. La plaie est à peu près cicatrisée.

12 décembre 1881. — La malade, qui habite Tournon, nous écrit qu'elle se sert aussi bien de sa main droite que de sa main gauche, qu'elle peut écrire facilement, (*son écriture est en outre très belle*), qu'elle peut broder et toucher du piano sans fatigue.

Cette observation eût sans doute été mieux à sa place dans le cours du chapitre II, lorsque nous parlions des arthrites fongueuses des enfants et de leur traitement par la *tunnellisation* au fer rouge. Le précepte et l'exemple auraient été mis sous les yeux simultanément. — M. Ollier hésita longtemps pour savoir s'il résèquerait, ce qui le décida à employer la tunnellisation, c'est que le stylet arrivait sur quelques portions osseuses, mobiles dans les fongosités, mais non complètement isolées. C'étaient des séquestres vasculaires. D'autre part il y avait de grandes difficultés pour faire une résection régulière, la main était énorme et les fongosités dominaient. M. Ollier préféra les larder avec le Paquelin ; le résultat fut complet.

OBSERVATION II.

Résection du poignet pour traumatisme. Coup de feu. Guérison. Résultats 10 ans après l'opération.

Au mois de mars 1872, M. Viennois présentait à la Société des Sciences Médicales de Lyon, un jeune malade auquel M. Ollier avait pratiqué une résection radio-carpienne pour un coup de feu qui avait traversé l'articulation du poignet ; voici les principaux détails de cette observation :

Marius Richard, d'Aps (Ardèche), âgé de 13 ans, reçut le 13 septembre 1871, un coup de fusil presque à bout portant qui lui traversa l'articulation du poignet transversalement, en fracturant avec éclat l'extrémité inférieure des os de l'avant-bras et surtout du radius, et les os de la première rangée du carpe. Quoique le fusil fût chargé à plomb, le coup fit balle, et la plaie malgré des désordres considérables, fut plus régulière qu'elle n'est ordinairement à la suite des blessures de ce genre. L'ouverture de sortie du projectile du côté radial de l'articulation était très déchirée, et on ne voyait que tendons divisés et fragments d'os brisés. L'artère radiale avait été ouverte ; elle fut liée peu de temps après l'accident et l'hémorragie arrêtée par MM. les docteurs Guigon et Loubet de Montélimar. Les tissus de la face palmaire n'avaient pas heureusement été atteints, de sorte que les principaux organes du mouvement et de la sensibilité de la main se trouvaient intacts. La peau de la face dorsale était intacte entre l'ouverture d'entrée et de sortie.

Les tendons des extenseurs étaient détruits, et leurs bouts déchirés s'étaient retirés plus ou moins ; quelques-uns cependant étaient encore réunis entre eux par des tractus fibreux qui assuraient indirectement leur continuité. Le membre fut soumis à l'irrigation continue.

M. Ollier vit le malade au troisième jour après l'accident et, malgré tous les désordres, il voulut tenter la conservation du membre, en pratiquant une résection radio-carpienne.

Il enleva d'abord les os de la première rangée du carpe, qui étaient en partie détachés, en dépouillant successivement chaque fragment du périoste et des ligaments encore adhérents, afin de conserver comme on doit toujours le faire, le plus possible de l'enveloppe périostéo-capsulaire des articulations réséquées; il pratiqua la même opération sur les fragments du radius. Le détachement se fit assez facilement, grâce à la préparation qu'avaient subie les tissus fibreux sous l'influence d'un premier degré d'inflammation. L'extrémité inférieure du cubitus avait été fendue longitudinalement en plusieurs points, et les fissures se prolongeaient au moins jusqu'à trois centimètres au-dessus.

M. Ollier sectionna les os à trois centimètres environ au-dessus de l'articulation, sans chercher à dépasser les fissures, car le jeune âge du malade, la conservation relativement bonne des tissus voisins et l'absence de dénudation des os, lui firent penser qu'il était inutile de sectionner plus haut. On sait en effet que, contrairement à ce qui se passe pour l'adulte, les fissures des os chez les enfants n'ont pas beaucoup de gravité. Le tissu osseux jeune présente, d'après les expériences de M. Ollier, d'autant plus de tendance à se cicatriser qu'il renferme plus d'éléments médullaires, soit dans le canal central, soit dans les canaux de Havers. Quant au radius, on se contenta, après l'ablation sous-périostée des esquilles, de régulariser les pointes saillantes. Pour faire cette opération, on n'eut besoin que d'agrandir l'ouverture d'entrée du côté du cubitus.

Une fois l'opération faite, on plaça une mèche dans le trajet du projectile et on fit l'irrigation continue. Le malade fut depuis lors traité par MM. Loubet et Guigon. C'est le résultat de cette opération que M. Viennois présente :

Etat actuel. — La cicatrisation est complète, la main est dans la direction de l'avant-bras, tendant un peu à s'incliner sur le radius, les mouvements de flexion et d'extension s'exécutent parfaitement, l'articulation est reconstituée, mais les mouvements actifs ne sont pas encore complets. Les fléchisseurs n'avaient pas été atteints, mais les extenseurs, divisés en partie et dont la continuité n'était assurée que par quelques restes de faisceaux tendineux, ont été plus lents à revenir; ils reviennent peu à peu, cependant, et par l'électricité on peut les faire contracter isolément. Il n'y aura de bien compromis que les tendons de l'extenseur et de l'abducteur du pouce, qui ne pourront pas reprendre tout-à-fait leur action, à cause de la perte de substance au niveau du trou de sortie du projectile. Le pouce s'écarte volontairement à trois centimètres de l'index. On ne peut distinguer à travers la peau l'état réel des articulations des os du carpe; mais quant aux extrémités des os réséqués de l'avant-bras, elle sont dans l'état suivant :

Les os dont la portion juxta-épiphysaire, ainsi que l'épiphyse a été enlevée, se terminent par des masses renflées formant un point d'appui solide aux os du carpe. Il y a 25 ou 30 m.m. de raccourcissement, c'est-à-dire une perte de substance égale en longueur à la partie retranchée. Il y a eu cependant de la substance osseuse nouvelle, surajoutée, comme le démontrent les renflements terminaux du radius et du cubitus, mais comme la résection a enlevé les portions qui fournissent les éléments de l'accroissement en longueur, les os grandiront peu dans l'avenir.

Ils se trouvent déjà en retard sur les os du côté opposé, qui ont notablement grandi depuis l'opération.

Nous noterons encore un allongement de compensation de 7 millimètres de l'humérus du côté opéré, comme M. Ollier l'avait constaté du reste dans toutes ses résections radio-carpiennes sur les animaux.

Ce fait, ajoute M. Viennois, est intéressant, non seulement à cause de la beauté du résultat, qui se perfectionne de jour en jour; mais, parce qu'il se rapporte à une résection relativement rare et qui est loin dans les cas connus d'avoir donné des résultats satisfaisants.

(*Lyon Médical*. N° 12. — 9 juin 1872 p. 184).

A différentes reprises, nous avons vu M. Richard. Voici ce que nous avons constaté tout récemment :

Résultats de l'examen du 10 décembre 1881

Arrêt d'accroissement considérable des os de l'avant-bras.

Radius, de la tête à l'extrémité, côté opéré, 16 centimètres.

Radius, de la tête à l'extrémité, côté sain, 24 centimètres.

Cubitus, de l'apophyse styloïde à la pointe de l'olécrane, côté opéré à 20 centimètres.

Cubitus; de l'apophyse styloïde à la pointe de l'olécrane, côté sain à 26 centimètres 1/2.

L'extrémité inférieure du cubitus descend plus bas que l'extrémité inférieure du radius.

Du bout du petit doigt à la pointe de l'olécrane, côté opéré, 335 millimètres.

Du bout du petit doigt à la pointe de l'olécrane, côté sain 410 milimètres.

Circonférence de l'avant-bras, à 3 cent. au-dessus du pli du coude : côté sain à 26 centimètres, côté opéré 23 centimètres.

Circonférence du bras au niveau du biceps, côté sain, 26 cent. 1/2, côté opéré, 24 cent. 1/2.

Les mouvements de flexion et d'extension sont parfaitement libres pour les quatre derniers doigts. Quant au pouce dont les tendons extenseurs et abducteurs ont été déchirés par le coup de feu, les mouvements, sans être aussi étendus qu'à l'état normal, sont très satisfaisants.

Cependant la deuxième phalange s'étend sur la première. Quant aux mouvements d'opposition et d'abduction, ils sont très complets. Le malade écrit de ce côté, comme si de rien n'était, joue du piston, etc...

Flexion au dynamomètre du côté opéré, 42 kil.

Flexion au dynamomètre du côté sain, 120 kil.

On se souvient que le muscle long extenseur du pouce, les tendons de l'extenseur commun, en grande partie, avaient été dilacérés. La force de flexion est plus grande pour le médius que pour l'index.

L'humérus, qui, à un moment donné, avait présenté un allongement atrophique, a fini par subir un raccourcissement final d'un demi centimètre.

Le malade portant un poids de 11 kil., peut sans aucune difficulté fléchir le poignet, quand on immobilise l'avant-bras. Il peut porter à bras tendu le même poids, et soutenir l'effort pendant quelques secondes. Il tient le poids avec les doigts seulement.

Les mouvements de pronation et de supination sont très limités ; ils représentent à peu près 30° ; la difficulté des mouvements tient à la soudure des extrémités inférieures des deux os, soudure incomplète cependant.

Quant aux mouvements passifs de flexion, ils vont jusqu'à un angle de 125° ; l'extension arrive jusqu'à l'horizontale.

Circonférence de l'avant bras, 23 cent.

Il raconte dans le fac-simile ci-joint, ce qu'il est capable de faire.

Ce résultat est peut-être un des plus complets qu'il existe, si l'on considère les délabrements considérables produits par le coup de feu. Ce qu'il y a de plus étonnant, c'est que les tendons du pouce, qui étaient mutilés et ne tenaient que par quelques brides fibreuses, ont récupéré presque tout leur fonctionnement. L'opéré ajoute que les mouvements deviennent graduellement plus étendus.

Quant au reste, sa lettre nous dispense d'en dire ici davantage.

OBSERVATION III.

OSTÉITES MULTIPLES DE L'EXTRÉMITÉ INFÉRIEURE DU RADIUS DROIT. — TUNNELLISATION DE L'OS. — GUÉRISON MOMENTANÉE. — RETOUR DE LA SUPPURATION. — TUBERCULOSE PULMONAIRE. — RÉSECTION DU POIGNET. — GUÉRISON. — ÉTAT DU MALADE CONSTATÉ 20 MOIS APRÈS L'OPÉRATION.

Pierre Provenchère, demeurant à Chessy-les-Mines (Rhône), sabotier, 30 ans, entre à l'Hôtel-Dieu le 17 décembre 1877. - Salle St-Sacerdos, n° 14 ; service de M. Ollier.

Pas d'antécédents pathologiques héréditaires. Bonne santé jusqu'à 17 ans. A cet âge, fièvre typhoïde à convalescence très-longue. — Le malade n'est entièrement bien portant que deux ans après. — Il y a 3 ans, abcès sur le bord externe de l'avant-bras droit, à 10 cent. au-dessus de l'interligne radio-carpien. Ouvert au bistouri, il se ferme pour s'ouvrir de nouveau à plusieurs reprises, donnant chaque fois un écoulement de sérosité louche, peu abondante. Il y a 8 mois, sur la face interne de l'avant-bras gauche, près de son extrémité inférieure, autre abcès qui s'ouvre spontanément.

Actuellement, on constate: *membre droit*: Tuméfaction arrondie à l'extrémité inférieure de l'avant-bras. Sur la face dorsale, fistule à trajet oblique en dehors, conduisant le stylet sur une surface dénudée, non mobilisable de l'extrémité inférieure du radius. On trouve aussi une seconde fistule sur le bord radial, se dirigeant vers l'articulation. Sur le *membre gauche*, fistule conduisant dans l'articulation trapézo-métacarpienne, ouverte et très-tuméfiée.

Indolence de ces lésions. État général assez bon.

22 décembre. — *Anesthésie*. Deux incisions longitudinales, de 3 ou 4 cent. environ, sont faites, l'une sur le bord externe de l'avant-bras, en dehors de la radiale qu'on écarte en dedans; l'autre sur la face postero-latérale, près du bord cubital. Le radius est attaqué en dehors, avec la gouge et le maillet, et on arrive sur une cavité séquestrale dont les parois sont nettoyées avec la gouge; on extrait un petit séquestre, de la grosseur d'un noyau de cerise, encore adhérent par un point. L'os est perforé suivant son grand diamètre; on y place un drain qui le traverse et dont chaque bout sort par une des plaies latérales.

Pansement sous cloche. Suites simples.

12 mars.— *Anesthésie*. Extraction d'un petit séquestre vasculaire dans la tête du premier métacarpien, il est de la grosseur d'une petite noisette. On cautérise avec le Paquelin la cavité séquestrale. Drainage, bandage ouato-silicaté.

Suites simples. Vers le 28 mars le malade est pris de vomissements incoercibles. L'application d'un vésicatoire sur la région épigastrique les fait cesser.

24 Avril. — Exeat.

29 Mars 1880. — Le malade rentre dans le service et pré-

sente l'état suivant : Le poignet droit est le siège d'une tuméfaction notable, dont le maximum est du côté des os de l'avant-bras, et qui remonte à 5 ou 6 cent.

La région carpienne, elle-même, est tuméfiée, mais le gonflement y est moindre, et s'arrête vers les extrémités métacarpiennes postérieures. Sur toutes ces parties, tendues, luisantes, on voit des fistules nombreuses. Deux à la région dorsale postérieure de la main. Trois sur le bord interne du poignet. Une sur la région dorsale de l'avant-bras, vers le milieu de l'articulation radio-carpienne. Une au niveau de l'articulation trapèzo-métacarpienne. Deux à la région palmaire. Empâtement profond dans toute la région tuméfiée. Les mouvements des doigts ne sont pas complètement abolis. Ces organes sont dans l'extension ; les secondes phalanges présentent de légers mouvements de flexion sur les premières. Pas de mouvements volontaires, entre les deuxièmes et les troisièmes ; mouvements de flexion très bornés, entre les premières et les métacarpiens.

Jamais d'hémoptysies : petite toux de temps en temps. Pas d'expectoration. Chez lui, le malade a un peu maigri.

1er Mai. — Sous l'influence d'un traitement par les toniques il a repris un peu d'embonpoint. Il a toutefois des sueurs nocturnes assez abondantes. Pas de frisson le soir, pas de diarrhée. L'appétit est assez bon ; il a quelques mouvements de fièvre le soir, depuis quelques jours. La température n'a jamais monté au-dessus de 39°4.

Examen de la poitrine. — Submatité en arrière des deux côtés, plus prononcée au sommet. A droite, pas de râles ; mais vers l'angle interne de l'omoplate, respiration très rude et soufflante. Au sommet gauche, en arrière, râles secs et humides assez nombreux ; respiration rude, pas de souffle.

Submatité sous les deux clavicules : râles humides à gauche ; peut-être en entend-on aussi quelques-uns, mais bien plus rares, et seulement dans les efforts de toux, sous la clavicule droite.

4 Mai. — *Anesthésie à l'éther.* — Ischémie. Précautions antiseptiques. Incision de M. Ollier, pour la résection du poignet, sur le dos du carpe. On ne peut se diriger, à cause du gonflement, que sur les saillies osseuses ; l'incision ne va que jusqu'à l'interligne du poignet. Après la large ouverture du foyer malade, on extrait trois séquestres, appartenant au radius, et ayant reconnu les limites des os altérés, on pratique l'incision sur le dos de l'avant-bras. Dénudation méthodique ; section du radius et du cubitus, avec la scie à volant : le radius est éburné : on enlève les os du carpe, en second lieu, seulement. Grattage de toutes les fongosités avec la curette. Cinq ou six ligatures. On se sert des orifices fistuleux, comme incisions de décharge. Drainage, assurant bien l'écoulement du pus. Quatre points de suture, Pansement de Lister. Attelle plâtrée amovible.

6 Mai. — Suites très-simples. Pansement Lister. Pas de pus.

9 Mai. — A partir de ce jour, la température qui n'avait jamais d'ailleurs été au-dessus de 39°, oscille entre 37° et 38. On fait le pansement tous les 3 ou 4 jours. Le 14 mai tous les points de suture sont enlevés.

10 Août. — État général très bon ; il a pris de l'embonpoint, mange bien et se promène toute la journée. *Localement*, la plupart des fistules persistent encore, mais elles sont moins larges et tendent à s'oblitérer. La plaie opératoire n'existe qu'à l'état de fistule donnant passage à un drain. Les mouvements des doigts se rétablissent lentement, le malade s'exerce bien à les fléchir, mais comme cet exercice est un peu douloureux, il le fait avec mollesse et sans conviction. Au niveau du carpe, on sent une masse fibreuse indurée, avec quelques points plus durs, osseux probablement. Le malade part pour Longchêne.

Septembre. — Retour de Longchêne ; peu de choses à noter. Toutefois, une ou deux fistules se sont obstruées. Le malade remue les doigts un peu mieux; mais il n'a pas de force. *État général*, bien meilleur qu'au départ, bon appétit.

6 Octobre. — Nouveau départ pour Longchêne. — Pendant le séjour du malade, on a fait électriser ses muscles de l'avant-bras tous les jours.

10 Novembre. — Retour de Longchêne, en bon état. Les fistules latérales de l'avant-bras sont excessivement diminuées; elles se ferment même, à de certains moments, pour se rouvrir et donner issue à une très faible quantité de pus. Deux autres sont entièrement fermées. La principale de celles qui restent est la dorsale opératoire. Les deux antérieures subsistent.

Février 1881. — Peu de choses nouvelles. L'état général toujours bon; bien meilleur qu'avant l'opération. Localement, il n'y a qu'une petite gouttière, maintenant l'immobilité du poignet seul; quant aux doigts, on les mobilise le plus possible. Le malade commence à s'en servir un peu, les fistules se ferment une à une. Électrisation.

Avril. — Rien de nouveau. Départ pour Longchêne.

Mai. — Au retour du malade, à la suite de l'élimination successive de plusieurs petits séquestres, les fistules sont toutes obstruées; il se sert utilement de sa main, et commence à lever des poids à bras tendu (trois ou quatre kilog.).

30 Mai. — Exeat.

Résultat de l'examen du malade le 8 janvier 1882.

En faisant appuyer les deux bras l'un contre l'autre, les deux coudes à la même hauteur, on a :

De l'olécrane à l'extrémité de l'index du côté du sain : 40 cent.;

Du côté opéré, 34 cent.

De l'olécrane à l'extrémité du médius :

Côté sain, 42 cent. :

Côté opéré, 36 cent.

De l'olécrane à l'extrémité du petit doigt :

Côté sain, 39 cent. ;

Côté opéré, 31 cent.

Circonférence de l'avant-bras à 5 cent. au-dessous du pli du coude :

Côté opéré, 22 cent. ;

Côté opéré, 19 cent.

Circonférence du bras, à 10 cent. au-dessus du pli du coude :

Côté sain. 19 cent. ;

Côté opéré, 16 1/2.

Mouvements. — Le malade peut tenir sa main parfaitement dans l'axe de l'avant-bras.

Les mouvements de flexion et d'extension de la main sur l'avant-bras se font bien, ceux d'adduction et d'abduction également bien.

La supination n'est pas tout-à-fait complète, la pronation est parfaite. Les mouvements d'opposition du pouce sont normaux. Les mouvements de flexion des doigts sans être complets, sont très étendus. Si l'on veut forcer la flexion, on provoque un peu de douleur, mais à part cela, tous les autres mouvements se font sans douleur. La forme de la main est normale, le diamètre antéro-postérieur un peu exagéré. Il n'y a plus depuis longtemps, ni fistule, ni suppuration. La cicatrice du dos de la main est assez apparente, il en est de même des cicatrices des incisions latérales, où se trouvaient les drains.

Force : Il peut soulever de terre un poids de 5 kilog. sans beaucoup de peine ; il tient à bras tendu, 3 kilog., suspendus à l'index et au médius ; il peut maintenir l'effort pendant une dizaine de secondes.

Il est actuellement distributeur de journaux, et peut plier et distribuer ses feuilles aisément, avec sa main opérée. Pas de troubles, de sensibilité de la main. Il peut écrire son nom très convenablement.

Le malade est satisfait de son état général, qui s'améliore de jour en jour; il est un peu maigre, mais il l'a toujours été. Il a un excellent appétit. La toux dont il se plaignait quelque temps après l'opération a complètement cessé.

La respiration est, peut-être, un peu soufflante au sommet gauche et en avant; en arrière, au sommet, quelques petits râles peu manifestes et non permanents.

Submatité au tiers supérieur du poumon gauche, en arrière. Rien d'anormal à droite.

Ce malade est intéressant non seulement au point de vue de l'état local, mais surtout au point de vue de l'état général. M. Ollier a longtemps hésité à l'opérer, à cause de la marche progressive de la tuberculose, car les signes sthétoscopiques devenaient menaçants. C'est un de ces cas placés à l'extrême limite où la résection est justifiable. Une première intervention avec le fer rouge, n'ayant amené aucune modification, il fallait agir d'une manière plus active. Les résultats ont été pleinement satisfaisants. Depuis l'opération, le malade ne tousse plus ; les signes sthétoscopiques, sans avoir disparu tout-à-fait, sont considérablement diminués. On peut dire que la résection a enrayé, pour longtemps probablement, la marche de l'affection qui s'aggravait dans les organes thoraciques. Quant à la main, on a obtenu tout ce qu'il était possible d'obtenir ; la forme est conservée, et tous les mouvements, quoique à un degré moindre, relativement à la force, se font comme à l'état normal,

OBSERVATION IV

ARTHRITE SUPPURÉE DU CARPE ET DU MÉTACARPE. — RÉSECTION DES OS DU CARPE, DE LA BASE DES MÉTACARPIENS ET DE L'EXTRÉMITÉ INFÉRIEURE DU CUBITUS. — GUÉRISON.

Pierre Costery, 24 ans, cultivateur, né à Macot (Savoie), entre à l'Hôtel-Dieu, salle St-Sacerdos, le 21 avril 1880. Père en bonne santé. Mère morte à 39 ans d'un refroidissement. Sœurs en bonne santé. Le malade dit s'être bien porté jusqu'à l'âge de 18 ans. A cette époque, ses ganglions sous-maxillaires s'engorgèrent, des abcès se formèrent et s'ouvrirent spontanément; ils se sont cicatrisés, puis il s'en est formé d'autres jusqu'à l'année dernière. Il y a deux ans, la main gauche commença à se tuméfier, l'affection marcha rapidement. Deux mois après, la collection purulente s'ouvrit entre les extrémités inférieures de l'index et du médius. Nouvelles fistules de la face palmaire de la main, elles se cicatrisent au bout de quelques mois, tandis que celle de la face dorsale subsiste encore. Au mois de février 1879, il s'est produit de la tuméfaction au niveau du deuxième métacarpien; elle persiste actuellement.

A son entrée, tuméfaction uniforme de la main gauche, la peau est tendue et offre une teinte flétrie et violacée. On constate deux fistules, l'une au niveau du troisième métacarpien, l'autre au-dessus de l'articulation métacarpo-phalangienne du pouce, les mouvements des doigts sont complètement abolis, il en est de même de ceux de l'articulation radio-carpienne.

Petite toux sèche de temps en temps, pas de signes sthétoscopiques bien évidents.

26 avril. — *Opération. Anesthésie, bande de caoutchouc.* — Incision médiane dorsale. On enlève le troisième métacarpien complètement nécrosé. Il en est de même des os des deux rangées du carpe, dont la plupart sont méconnaissables.

D'un coup de scie, on enlève l'apophyse styloïde du cubitus. On ne touche pas au radius. Excision et cautérisation des fongosités. — Lavage et pansement antiseptique. Attelle plâtrée amovible.

28 Avril. — Le malade n'a pas été pansé le lendemain de l'opération. La température étant ce matin de 39° 2, on change le pansement.

Des bourdonnets de charpie qu'on avait mis dans la plaie, sont imbibés de sang, provenant d'un léger suintement qu n'a pas traversé le pansement; il y a une petite quantité de pus de bonne nature. Injections phéniquées avec la solution faible 25 o/o, dans l'intérieur de la plaie.

On bourre la cavité de tampons de charpie, imbibés de la même solution phéniquée, pansement de Lister.

2 Mai. — On change le pansement, la plaie commence à se déterger; on voit apparaître des bourgeons charnus; et vers les deux extrémités de la plaie, les deux bords commencent à se réunir.

6 Mai, — La plaie est toujours dans un état satisfaisant; le malade éprouve un peu de difficulté à mouvoir les doigts; la température est redevenue normale.

9 Mai. — On renouvelle le pansement; la quantité de pus est devenue très-peu considérable et le travail de cicatrisation commence à s'effectuer; du côté de la main gauche, la tuméfaction reste à peu près stationnaire. Le malade va bien.

13 Mai. — Nouveau pansement; il y a peu de pus, les bourgeons de la plaie ont une couleur rosée, et une bonne tendance vers la cicatrisation. Injections avec la solution phé-

niquée faible. Pulvérisations désinfectantes. Pansement de Lister rigoureux.

20 Mai. — *Pansement*. La cavité continue à se combler; elle est revêtue sur toutes ses parois d'une épaisse couche de bourgeons charnus de bonne nature. Le pus diminue.

24 Mai. — Ouverture au bistouri d'une collection purulente formée sur la face dorsale de la main droite; il en sort un pus jaunâtre mélangé à des grumeaux blanchâtres. Injection phéniquée, pansement de Lister.

25 Juin. — Le pansement au vin aromatique est substitué au pansement phéniqué. Il existe toujours une petite fistule par laquelle s'écoule un pus clair et peu abondant. L'état général est bon. Il part pour Longchêne.

4 Août. — Retour de Longchêne. L'état du malade s'est bien amélioré; il est moins pâle, moins bouffi, ne tousse pas, mange bien, dort bien. Localement aussi son poignet s'est amélioré. La suppuration est très peu abondante; on sent une masse ostéo-fibreuse peu consistante et peu épaisse.

22 Août. — Le malade retourne à Longchêne.

Octobre. — Retour de Longchêne. Son état général s'est encore amélioré. Il ne tousse pas, a toujours le teint un peu pâle, la face bouffie.

Localement, l'amélioration continue, mais il y a encore un peu de suppuration.

Actuellement. — En prenant la longueur de l'olécrane à l'extrémité unguéale de l'index, on trouve : du côté sain, 42 cent. 3.

Du côté opéré, 37 cent. 5 ; de l'olécrane à l'extrémité du médius :

Côté sain : 43 cent. 5 ;

Côté opéré : 37,7.

De l'olécrane à l'extrémité de l'annulaire :

Côté sain : 40 cent. 3 ;

Côté opéré : 39,5.

De l'olécrane à l'extrémité du petit doigt :

Côté sain : 40 cent. ;

Côté opéré : 37.

Circonférence de l'avant-bras à 4 centimètres au-dessous du pli du coude :

Côté sain : 27 cent.;

Côté opéré : 22 cent. 1/2.

Circonférence du bras à 10 cent. au-dessus du pli du coude :

Côté sain : 27 cent.;

Côté opéré : 25 cent. 1/2.

Mouvements. — La flexion de la main sur l'avant-bras se fait normalement, sans douleur ; l'extension est un peu limitée. On ne sent pas de craquements en faisant exécuter des mouvements. Le malade peut tenir la main dans l'axe de l'avant-bras. La pronation se fait très bien, la supination est à peu près complète. Les articulations métacarpo-phalangiennes sont un peu raides, mais leurs mouvements sont assez étendus; celles des phalanges ont leur souplesse ordinaire. Les mouvements d'opposition du pouce s'exécutent normalement.

La main, moins large que l'autre, paraît un peu allongée; la région du poignet est presque arrondie.

Sur la partie médiane de la face dorsale, on voit la trace de l'incision opératoire, complètement cicatrisée; elle est assez déprimée à sa partie inférieure. L'incision latérale interne est également cicatrisée. A la base du premier métacarpien, se trouve au niveau de la cicatrice un petit orifice fistuleux, d'où suinte un peu de pus, de temps en temps. A la place du carpe, on sent une masse résistante, parsemée de saillies très dures.

Le médius est plus court que l'annulaire de deux cent.; cela vient de l'ablation complète du métacarpien sur lequel il reposait, et de l'absence de reproduction osseuse à ce niveau. On remarque une petite cicatrice à sa base. Il participe à la flexion des autres doigts, mais dans leur extension, il reste dans une position intermédiaire de demi-flexion. Le malade peut du reste s'en servir pour soulever des poids relativement lourds, comme on le verra plus loin.

Force. — Le malade soulève de terre et porte à un mètre environ de hauteur, 15 kilogs. Il porte à bras tendu 7 kilogs et maintient l'effort pendant quelques secondes.

Il est très important de remarquer que le malade porte les poids avec les *doigts seulement, et ne s'aide nullement de l'avant-bras, comme point d'appui, pour les maintenir*. Au dynamomètre : côté sain 120 ; côté opéré, 20.

La physionomie du malade est plus franche, il n'a plus la face bouffie, pâle, mais il a pris des couleurs. Il a quelques ganglions sous-maxillaires engorgés, mais son état général est très bon, l'appétit est excellent, la digestion se fait bien. Il ne tousse plus ; pas de signes sthétoscopiques aux poumons. Il a pu travailler avec sa main, dans le temps qu'il passa chez lui, avant de revenir à l'hôpital.

Ce malade était dans un état déplorable lorsqu'on s'est décidé à intervenir ; suppuration très abondante, moindres mouvements impossibles ; et surtout constitution minée par la scrofule. Comme chez le malade de l'observation précédente, l'opération amène une amélioration générale presque immédiate. La toux cesse, les forces reviennent. Ce sujet était plus scrofuleux que tuberculeux, et les progrès de la convalescence furent plus rapides que chez le précédent. Sa main fonctionne très activement, il pourra l'utiliser pour tous les travaux que nécessite sa profession de cultivateur.

OBSERVATION V

Osteo-arthrite chronique tuberculeuse du poignet. — Résection sous-périostée, radio-carpienne. — Guérison. Résultats 9 mois après l'opération.

Louis Chaussabel, de la Béguide (Ardèche), cultivateur, 37 ans, entre le 7 février 1881, à la Clinique chirurgicale, salle St-Sacerdos, n° 28.

Antécédents héréditaires nuls. En 1875, le malade dit avoir fait une longue maladie, sur laquelle ses renseignements sont loin d'être précis : il eut alors sur le bras une *éruption semblable à la rougeole*, en même temps, engorgement des ganglions de la nuque. Sueurs abondantes, faiblesse générale. Il ne pouvait quitter le lit. Puis la santé et la force reviennent peu à peu, et c'est alors, il y a 18 mois, que le malade commença à ressentir des douleurs dans le poignet gauche, puis bientôt la tuméfaction arriva, le malade ne pouvait se servir de son membre. Il y a trois mois, une fistule se fit au-dessus de l'apophyse styloïde du cubitus. La suppuration fut d'abord abondante. Jamais il n'est sorti d'esquilles, les douleurs persistèrent comme par le passé, n'enlevant cependant pas le sommeil au malade.

Aujourd'hui nous constatons une tuméfaction notable de l'articulation radio-carpienne gauche, tuméfaction qui semble porter plus directement sur la partie inférieure du cubitus. A ce niveau on remarque la fistule, par où ne s'écoulent plus que quelques gouttes de pus de temps en temps. Les mouvements spontanés sont à peu près nuls, les mouvements provoqués sont très douloureux. On commence par faire suivre au malade un traitement antisyphilitique. Aucune amélioration notable ne s'en suit. On fait alors des pointes de feu et un bandage silicaté et le 6 mars le malade part pour Longchêne.

3 avril. — *Retour*. Pas d'amélioration. On immobilise le membre supérieur avec un peu de compression. Persistance des douleurs.

6 mai 1881. — *Opération*. Anesthésie au chloroforme. Ischémie. Précautions antiseptiques. Le cathétérisme de la fistule fait reconnaître une altération profonde des os du carpe qui sont ramollis, dans lesquels le stylet s'enfonce, et la présence d'assez abondantes fongosités. On fait alors les deux *incisions styloïdiennes de décharge*, pour le drainage, puis on pratique sur le dos de la main, en pronation, une incision dirigée parallèlement au tendon extenseur de l'index et en dedans de lui allant de l'extrémité inférieure du deuxième métacarpien, à la partie moyenne du diamètre bistyloïdien. On récline avec des crochets les tendons en dehors et on attaque avec le détache-tendons les os du carpe. Leur face dorsale dépouillée de son périoste et des insertions des radiaux, on les enlève successivement tous, avec un davier.

Cette ablation est du reste très facile ; on enlève en même temps, une certaine quantité de fongosités, qui ne présentent aucun élément tuberculeux. Ces fongosités étaient amassées en foyer dans l'articulation médio-carpienne. Les os enlevés, on examine les extrémités postérieures des métacarpiens, qu'on trouve toutes plus ou moins dénudées et friables ; aussi, les ayant dépouillées de leur périoste, on les sectionne successivement de la seconde à la cinquième, avec les cisailles. Elles sont encore revêtues de leur cartilage qui est, en somme, peu altéré, mais l'os est excessivement graisseux et friable. On ne touche pas au premier métacarpien, L'examen porte ensuite sur les extrémités radiale et cubitale. Bien que le cartilage ne présente que des altération superficielle, dépoli, amincissement, altération velvétique, érosions sur les bords, on se décide à les dénuder aussi, quand on a constaté la présence d'une collection purulente, située sous le carré pronateur qu'elle a décollé. Dans ce point, on trouve l'os superficiellement altéré et un amas de fongosités mêlées de pus. On dénude donc ces os dans la plaie, et, le périoste bien détaché, on les sectionne en commençant par le radius, dont on coupe 12 à 13^{mm} (à partir de la surface articulaire). On coupe le cubitus au même niveau. Dès lors, il ne reste plus qu'à faire la toilette de la plaie avec des ciseaux courbes, on enlève encore quelques fongosités et on cautérise avec le Paquelin tout ce qui ne peut être suffisamment isolé.

On enlève la bande élastique et on fait cinq ou six ligatures au catgut, on place trois drains debout dans la plaie dorsale et un dans chaque contre-ouverture styloïdienne. On diminue de moitié, à peu près, l'étendue de la plaie dorsale avec deux ou trois points de suture métallique; (notons que cette plaie a été agrandie de 2 cent. 1/2 en haut quand on s'est décidé à reséquer les os de l'avant-bras).

On s'assure de l'écoulement facile des liquides et on désinfecte bien avec une solution d'eau phéniquée. Pansement de Lister. Attelle palmaire, en plâtre, amovible. On a constaté pendant l'opération que la gaîne de l'extenseur de l'index, qui a été ouverte, était le siège d'un état inflamatoire chronique, mais sans fongosités, caractérisé par l'adhérence des tendons et l'épaississement de la membrane de glissement. La section des os de l'avant-bras a été faite dans les tissus sains.

Quand on examine les os enlevés, on voit qu'il est absolument impossible de reconstituer le carpe; si quelques os, le scaphoïde, par exemple, sont encore reconnaissables et ont conservé leur forme, les autres sont tous plus ou moins modifiés; ils ont perdu leurs arêtes et leur consistance est grandement diminuée par la médullisation. Cependant on les retrouve tous. Les fongosités ne présentent rien de bien particulier. De couleur violacée, foncée, on ne voit pas à leur surface ces points gris-jaunâtre caractéristiques de la tuberculose. Elles sont d'ailleurs relativement peu abondantes.

Suites simples.

20 Juillet. — Pansement Lister, tous les trois jours. Un peu de suppuration . Etat général satisfaisant.

12 Août. — Rien de particulier. Les tubes sont toujours en place. Suppuration encore assez abondante. Cautérisation au nitrate d'argent. Injection de teinture d'iode de temps en temps.

29 Août. — Le malade demande à s'en aller chez lui, les drains sont tombés, il y a quinze jours. La peau présente deux orifices fistuleux, l'un correspondant à l'incision dorsale, l'autre à la contre-ouverture cubitale; il s'en écoule un peu de sérosité. Un peu d'empâtement du tissu cellulaire, et de gonflement autour de l'articulation. Peau à coloration normale, aucune douleur. Il fait exécuter à la main, de légers mouvements de flexion et d'extension. Les mouvements du pouce paraissent plus complets que ceux des autres doigts, le mouvement d'opposition se fait très bien. Il peut fléchir légèrement les doigts, surtout les 2e et 3e phalanges; il les fléchit mieux lorsqu'on fixe le poignet. — Etat général satisfaisant.

Le malade revient au bout de deux mois.

23 Novembre 1881. — A son entrée, on constate un abcès sur la face dorsale de la région carpienne.

28 Novembre. — L'abcès s'ouvre dans une des premières fistules dorsales. Pansement Lister.

8 Décembre. — En faisant mettre les deux avant-bras appliqués l'un contre l'autre, les deux coudes à la même hauteur, on constate que l'extrémité supérieure du médius du côté opéré vient à 3 centimètres 1/2 de l'extrémité supérieure du médius du côté sain, 5 m. m. au-dessous du pli articulaire de la dernière phalange.

L'extrémité inférieure très sensible du cubitus du côté malade est à 2 centimères 1/2 plus bas que celle du côté sain. A 5 centimètre du pli articulaire du coude, la circonférence de l'avant-bras est de 21 centimètres du côté malade, de 24 centimètres du côté sain. Circonférence du bras sain, à 11 centimètres au-dessus du pli articulaire du coude : 26 centimètres. Côté malade à la même hauteur : 22 centimètres 1/2.

Mouvements. — Le malade exécute spontanément des mouvements de flexion et d'extension de 15 à 20 degrés ; il peut tenir sa main exactement dans l'axe de l'avant-bras ; les mouvements communiqués ont environ une étendue de 5 degrés en plus, non douloureux, mais l'on perçoit des craquements très-nets. Les articulations métacarpo-phalangiennes sont encore un peu raides, celles des phalanges sont très-souples et on peut faire plier les doigts très-facilement. La main a une forme allongée, elle est très-sensiblement moins large que l'autre, les saillies thenar er hypothenar manquent sur les parties latérales et la région du poignet a une forme presque arrondie. Les deux incisions latérales sont complètement cicatrisées. La cicatrice dorsale est très apparente ; dans son milieu est une petite fistule donnant encore un peu de pus.

On sent à la place de la région carpienne une masse inégalement dure. Il peut soulever un poids de 6 kilog. facilement. Il peut porter 500 grammes, la main étant en demi-supination et le poids suspendu à son index et à son médius. Les mouvement de rotation de l'avant-bras existent, mais sont assez limités. Ordinairement, le malade tient la main dans la pronation.

Aux poumons. — En avant et des deux côtés, sonorité exagérée, pas de râles. En arrière, sonorité normale, pas de signes sthétoscopiques bien marqués ; peut-être la respiration estelle un peu plus rude dans la fosse sus-épineuse gauche.

Ce malade rentre dans la catégorie des deux précédents, chez lui les lésions étaient aussi avancées, aussi étendues et de même nature.

Le malade est encore en traitement, (il reste à l'Hôtel-Dieu, parce qu'il y reçoit des soins qu'il ne pourrait trouver chez lui), mais il est en pleine voie de guérison; depuis le dernier examen sa fistule est fermée, et ce que l'on a obtenu jusqu'à présent permet déjà d'espérer un résultat final aussi bon que ceux de Cotery et de Provenchère.

OBSERVATION VI.

Ostéite du radius et du cubitus. — Résection de leur extrémité inférieure. — Guérison. — Résultat définitif.

Coignet Antoine, de Firminy (Loire), 25 ans, entre à la salle St-Sacerdos en 1874.

L'extrémité inférieure du cubitus de la main droite, atteint d'osteite, avait été réséquée une année auparavant par le docteur Duchêne, de Firminy. L'extrémité inférieure du radius s'étant prise à son tour, le malade entre à la salle St-Sacerdos, où M. Ollier en fait la résection. Il enlève 3 cent. 1/2 environ de cet os sans toucher au carpe. Le malade se rétablit promptement et quitta l'Hôtel-Dieu trois mois après.

Le malade est examiné en 1877 et voici dans quel état il se trouve :

Il est clerc d'huissier et peut écrire toute la journée avec sa main opérée, sans se fatiguer. Au dynamomètre: 11 kilog. du côté opéré contre 38 kilog. du côté sain. La plaie est complètement cicatrisée. Le malade ne souffre plus de sa main depuis longtemps. La main qui n'a pas été maintenue un temps

5 Juin. —Le bandage plâtré est renouvelé. La plaie quoique présentant un bon aspect est œdémateuse. Le malade est très satisfait. Il ne tousse plus, en un mot l'état général est bon.

7 Juillet. — Le malade sort de l'hôpital.

Le malade examiné le 23 janvier 1881 :

On constate que la longueur du cubitus opéré est de 24 cent. 1/2.

Le côté sain est de 25 cent. 1/2.

Quand on met les mains en présence, il y a un raccourcissement apparent de 5 cent., c'est-à-dire que les doigts du côté droit arrivent à 4 cent. au-dessous de ceux du côté gauche.

Les coudes sur la table et les mains rapprochées, il y a 43^{mm} de différence. Les doigts sont étendus sur la main et si quelques petits mouvements de flexion semblent exister, et existent en effet, dans les articulations phalangiennes, l'obstacle réside dans la rigidité des métacarpo-phalangiennes et surtout dans le peu de force des muscles. Cependant il répondent tous à l'excitation électrique.

De l'apophyse styloïde du cubitus à la tête du cinquième métacarpien, 54 mill. Du rebord du radius à l'extrémité du deuxième métacarpien, 72 mill. au lieu de 85 et 95 mill., qu'on trouve du côté sain.

Circonférence de l'avant-bras, à sa partie la plus large : Côté sain, 25 cent., côté malade, 21 cent.

Sur la face dorsale du poignet, on trouve vers le tiers externe une grosse cicatrice, déprimée, adhérente au squelette, et dirigée d'avant en arrière. En dedans de cette cicatrice, est une grosse saillie osseuse dorsale aussi. En avant de cette saillie, sur l'extrémité postérieure du deuxième métacarpien, on voit une seconde cicatrice, adhérente, mais moins profonde. A la face palmaire, en arrière de l'extrémité postérieure du premier métacarpien, on voit une troisième cicatrice profonde, adhérente également, et enfin on trouve une quatrième palmaire, derrière l'extrémité postérieure du cinquième métacarpien. Il y a des mouvements volontaires de flexion assez étendus de la main sur l'avant-bras, la supination est perdue, et normalement la main est dans la pronation complète. Dans l'extension, le métacarpe est dans l'axe de l'avant-bras ; dans la flexion, il fait un angle de 40° avec cet axe. A la place du carpe, existe une masse ostéo-fibreuse, dont il est difficile d'apprécier l'épaisseur. Les articulations où se passent les mouvements existent entre cette masse, les extrémités postérieures des métacarpiens et les extrémités des os de l'avant-bras; la main est subluxée en bas.

Le malade est resté sans soin aucun, pendant un an et demi ; et en constatant le résultat obtenu malgré tout, il est permis de penser qu'on eût eu un succès bien meilleur s'il avait été surveillé et suivi attentivement.

Pas de différence dans la longueur des humérus.

12 Janvier 1882. — Nous avons reçu ces jours derniers, du père du malade, les renseignements suivants : « Les fistules ne se sont jamais rouvertes : Les mouvements ne sont pas douloureux : Les doigts sont toujours très faibles, cependant il serre très bien un objet entre le pouce et les autres doigts, mais il lui est impossible de fermer la main complètement. — De sa main opérée, il soulève de terre assez aisément un poids de 10 kil. et 15 kilog. avec peine ; il porte à bras tendu 5 à 6 kilog. Le bras du côté opéré est toujours bien plus petit que l'autre ; néanmoins depuis un an il s'est bien fortifié. Les mouvements de la main sur l'avant-bras se font bien, mais ceux des doigts sont presque nuls. Quant à sa santé générale, elle ne laisse rien à désirer, l'appétit est très bon, et il n'a plus toussé depuis la guérison de la plaie. — Il dort et mange comme un jeune homme de son âge, a une très bonne figure et ne se plaint jamais de rien. » Tel est le résumé textuel qu'il nous donne de l'état du jeune malade. —

Ce sujet est tout-à-fait exceptionnel ; c'est le type de l'indocilité. A l'Hôtel-Dieu, déjà, on avait eu beaucoup de peine, pour obtenir de lui qu'il fît ou qu'il se laissât faire quelques mouvements des doigts. Le traitement consécutif si important fût incomplet, il est très-naturel, dès lors, de comprendre le résultat défecteux qui en a été la conséquence. Nul doute, qu'avec une gymnastique méthodique et journalière on n'eût prévenu cette ankylose des doigts.

L'état général a bénificié grandement de l'opération ; le malade ne tousse plus, et les poids qu'il peut soulever et porter à bras tendus sont relativement considérables.

OBSERVATION VIII.

Résection du poignet chez un tuberculeux. — Ablation des os du carpe et de la base des métacarpiens. — Était en bonne voie de guérison lorsqu'il s'est suicidé.

Valencin François, né à Solèze, 40 ans, peintre, entre le 4 avril 1880, à l'Hôtel-Dieu, salle St-Sacerdos, n° 15.

Père mort à 64 ans d'un catarrhe, mère morte de bronchite à 66 ans. Frère en bonne santé. A toujours joui d'une bonne santé. Jamais d'hémoptysies.

Il y a 13 mois, sans cause appréciable son poignet gauche se tuméfia dans une petite étendue. Les mouvements et la pression étaient douloureux. La tuméfaction envahit la région du carpe, du métacarpe et la partie inférieure de l'avant-bras Le malade perdit graduellement les mouvements du poignet et des doigts.

Il y a trois mois, un abcès s'ouvrit au niveau de la tête du premier métacarpien. Issue d'une certaine quantité de sérosité jaunâtre, claire *comme de l'eau*. Il y a un mois; second abcès un peu au-dessous de l'articulation radio-carpienne.

A son entrée, tuméfaction considérable de toute la face dorsale de la main, remontant même un peu au-dessus de l'articulation radio-carpienne. Empâtement, pas de fluctation.

Deux fistules, l'une au-dessus de l'articulation radio-carpienne, l'autre à la base du premier métacarpien.

23 Avril. — *Opération. Anesthésie.* — Incision dorsale du tiers inférieur du deuxième métacarpien, au milieu de la ligne bistyloïdienne. On écarte les tendons, on ouvre la capsule et on arrive sur les os du carpe; dénudation avec le détache-tendon, extraction de tous les os séparément, moins le pisiforme. Résection de l'extrémité supérieure des métacarpiens. Curage des fongosités. Cautérisation au Paquelin; suture métallique. Pansement de Lister.

26 Avril. — Premier pansement. Les pièces du pansement sont imbibées de sang; petite quantité de pus; pas de gonflement de la plaie. Injection avec la solution phéniquée faible. Pulvérisations antiseptiques.

28 Avril. — Deuxième pansement. Quantité de pus presque insignifiante, température assez élevée cependant, 39°. Il dort peu, appétit médiocre, état moral surtout peu satisfaisant. Injections et lavages phéniqués.

3 Mai. — La température tend à redevenir normale.

5 Mai. — Cautérisation au nitrate d'argent sur les bourgeons charnus grisâtres. Injections phéniquées. Pansement de Lister rigoureux.

9 Mai. — Les bourgeons sont plus roses, la plaie commence à se cicatriser. Température normale.

13 Mai. — Forte élévation de la température 38° 8. La plaie ne présente rien d'anormal, mais le quart supérieur du

bras et l'épaule présentent une rougeur érysipélateuse. (Sulfate de quinine, 60 centigrammes. Pansement Lister).

17 Mai. — La rougeur a disparu sans s'être étendue. La plaie est en bonne voie de cicatrisation.

26 Mai. — Le malade demande à partir quoique la plaie ne soit pas complètement fermée.

Le malade venait se faire panser à l'Hôtel-Dieu tous les deux ou trois jours. La cicatrisation était bientôt complète, les mouvements commençaient à se faire, lorsqu'un jour il disparut, on ne le revit plus. Quelque temps après, on apprit qu'il s'était suicidé.

On avait remarqué, dans les derniers temps, qu'il avait le moral très affecté, c'est probablement sous l'influence de ces dispositions qu'il a mis fin à ses jours.

OBSERVATION IX

Résection totale du poignet, pour une arthrite suppurée. — Guérison. Résultats obtenus 15 mois après l'opération. — Communiquée a la Société de chirurgie de Paris, par M. J. L. Reverdin, de Genève.

Nous passerons rapidement sur la période d'évolution de la maladie et sur l'opération, pour nous arrêter davantage sur les résultats constatés.

Reisse (Frédéric), menuisier, 41 ans, bonne santé, forte constitution, est mordu profondément au médius de la main droite, le 2 mars 1877. Les tendons fléchisseurs sont intéressés. Les jours suivants tuméfaction et envahissement graduel du poignet, de l'avant-bras et même de l'extrémité inférieure du bras, malgré des débridements successifs. Fusées purulentes. Ecoulement abondant de pus et de tissu cellulaire mortifié. La tuméfaction diminue à l'avant-bras pour se localiser au poignet : Consistance lardacée des parties molles. Le stylet conduit sur des os nécrosés ; craquements dans l'articulation du poignet, si on fait des mouvements.

Malgré cela, état général bon.

Résection le 10 Avril 1877. Désarticulation du médius. Incision de Lister à la partie externe du poignet, suivant le bord radial du 2e métacarpien. M. Reverdin enlève les os des deux rangées du carpe, moins le pisiforme. Dénudation des extrémités inférieures des deux os de l'avant-bras avec une rugine ; section du cubitus avec la scie, du radius avec la pince de Lister. Section des têtes des 2e et 3e métacarpiens.

Avant le pansement, les doigts sont mobilisés, trois ligatures de catgut sur de petits vaisseaux. Drains, Gouttière, qui ne pouvant être supportée est remplacée par un simple coussin. — Les plaies sont pansées avec du coton de Schaffouse imbibé d'une solution phénique 1/100.

Hémorrhagie par la plaie de la radiale le 17.

Elle se renouvelle trois fois. D'abord compression par le tube d'Esmarch, puis ligature des deux bouts dans la plaie. Dès lors suites très simples.

Le gonflement des doigts a peu à peu diminué et les mouvements ont commencé à se produire.

Traitement consécutif ; mouvements forcés d'abord tous les jours, puis à intervalles plus éloignés. Electrisation. Peu à peu il a pu reprendre différentes occupations nécessitant l'emploi de ses doigts et de sa main.

Résultat le 25 Juin 1878. — L'ablation du médius rend naturellement la main assez difforme, les deux doigts voisins ayant la tendance de se rapprocher par leurs extrémiés unguéales ; l'opéré se sert de ces deux doigts comme d'une pince ; le poignet est peu déformé, à part les cicatrices.

L'extrémité inférieure du cubitus tend à faire une saillie

en arrière, le paquet des tendons extenseurs fait également saillie en arrière, au niveau du poignet, soulevé probablement par les productions osseuses des os de l'avant-bras.

On sent des saillies osseuses irrégulières au niveau des nouvelles surfaces articulaires.

On peut écarter d'un centimètre les surfaces contiguës des os de l'avant-bras et de la main, en pressant fortement au niveau du nouvel interligne articulaire.

Les mouvements de l'articulation du poignet, la flexion, l'extension, l'abduction, la pronation, la supination se font normalement. Pas de perte de force, son poignet résiste au mouvement d'extension forcée. Il soulève une charge assez lourde. Les doigts ne sont pas encore très-mobiles, mais ils gagnent graduellement. Il peut écrire, faire de petits ouvrages de menuiserie.

Le pouce peut être opposé à l'index et à l'annulaire; l'index se fléchit à moitié chemin de la flexion complète; l'annulaire et le petit doigt ont des mouvements plus restreints. Les mouvements d'abduction et d'adduction des doigts sont parfaitement conservés. Grâce à ces mouvements, il peut saisir des objets volumineux solidement, ou plus petits comme une plume, et s'en servir avec une adresse très-suffisante. La sensibilité est intacte; ce qui lui permet d'accomoder ses mouvements aux sensations perçues.

Les conditions où cette opération a été pratiquée étaient favorables, ajoute M. Reverdin, mais le résultat obtenu est significatif; l'opéré ne changerait pas sa main telle qu'elle est contre une main artificielle si perfectionnée fût-elle, et c'est un critère qui en vaut beaucoup d'autres....

Nous empruntons à la thèse déjà citée de Hinsch, trois observations de malades opérés par Esmarck à Kiel. Quoiqu'elles soient incomplètes, elles ont cependant leur valeur, au point de vue du résultat définitif ; les malades ayant été examinés plusieurs années après l'opération.

OBSERVATION X

1875. — Forgeron, 40 ans. Inflammation du poignet droit. Résection suivant le procédé de Langenbeck. Tous les os du poignet, excepté le trapèze et le pisiforme, sont enlevés. Pulvérisations antiseptiques. Pansement de Lister. Guérison en 3 mois.

Etat au bout de 5 ans : Mouvements passifs et actifs, assez considérables dans les doigts et le poignet. L'opéré écrit sans difficulté et peut soulever des poids de plus de 10 livres. Les muscles du côté droit sont aussi forts que ceux du côté gauche.

OBSERVATION XI

1876. — Ecolier de 18 ans, arthrite du poignet droit. Résection totale ; procédé de Langenbeck et méthode de Lister. Sort à cinq mois avec la possibilité de se servir un peu de la main. A la place des os du carpe enlevés, on sentait des noyaux durs, qui étaient sans doute des centres d'ossification. *L'état au bout de 4 ans, est assez satisfaisant.* L'opéré peut écrire de la main droite ; son écriture est très belle et ferme, mais la main n'est pas assez forte pour exécuter des travaux manuels.

OBSERVATION XII

1878. — Fabricant de cigares, 27 ans. Inflammation du poignet droit. Résection. Procédé de Langenbeck. Ischémie.

Pas de pulvérisations. Ablation de tous les os du carpe et des extrémités inférieures des os de l'avant-bras. Pas de Lister.

Au bout de quelques mois thermo-cautère, pour rechercher des séquestres venant du métacarpe. L'opéré sort 5 mois après.

État au bout de 2 ans : Longtemps après l'opération, le malade a pu se servir de sa main et reprendre son métier de fabricant de cigares, qu'il continue encore aujourd'hui.

Les résultats, comme on peut le constater, sont satisfaisants ; mais il est regrettable que les détails sur la force du sujet, ses différentes applications, le genre des mouvements, etc. soient si peu précis.

CONCLUSIONS

Les propositions suivantes peuvent résumer les déductions que nous tirons de cette étude :

1° Les résultats obtenus jusqu'ici par la résection radio-carpienne, ont été plus généralement défectueux que satisfaisants. Ces insuccès tiennent à l'imperfection de la méthode opératoire, et à la détermination peu rigoureuse des indications.

2° Cette résection peut s'appliquer aux inflammations osseuses spontanées et aux lésions traumatiques ; c'est dans ces derniers cas surtout, qu'on peut espérer les meilleurs résultats par le choix d'une bonne méthode opératoire.

3° Chez les adultes, dans les cas d'inflammations spontanées, la tuberculose est souvent un obstacle au succès définitif de l'opération ; on peut craindre le retour des fongosités dans la plaie et la généralisation de l'affection. On prévient le retour de la tuberculose locale par une ablation complète des parties malades et par la destruction sur place des fongosités.

4° L'invasion des organes internes doit faire préférer généralement l'amputation à la résection. Il est des cas cependant, où un début de lésion pulmonaire n'est pas une contre-indication et ne nuit pas aux succès de la résection.

5° Chez les enfants, jusqu'à 12 ou 15 ans, on ne doit pratiquer de résection au poignet que lorsque la vie est directement menacée. La cautérisation, (tunnellisation), le raclage des fongosités avec la curette, et un traitement général anti-scrofuleux, guérissent la plupart du temps les lésions fongueuses.

6° La méthode sous-périostée nous fournit seule les moyens de reconstituer une véritable articulation à la fois solide et mobile, et présentant au point de vue physiologique le type de l'articulation enlevée.

7° On peut pratiquer cette résection par différents procédés. L'incision bilalétrale proposée par M. Ollier est applicable aux cas où la lésion siège sur l'extrémité inférieure des os de l'avant-bras. L'incision brisée medio-dorsale est préférable dans les cas où le carpe est le principal siège et le point de départ de la lésion osteo-articulaire.

8° Il faut faire de larges incisions, enlever toutes les parties malades, si l'on veut avoir de bons résultats, les résections trop économiques étant spécialement dangereuses dans cette région, à cause des récidives auxquelles elles exposent presque fatalement.

9° Dans la chirurgie d'armée, les indications des résections sont changées par le pansement antiseptique; elles seront moins fréquentes, mais les opérations que l'on fera auront des résultats plus heureux que par le passé, si l'on se conforme aux règles opétoires que nous avons exposées.

5890. — Imprimerie A. Waltener et Ce, 14, rue Bellecordière, Lyon.

www.ingramcontent.com/pod-product-compliance
Ingram Content Group UK Ltd.
Pitfield, Milton Keynes, MK11 3LW, UK
UKHW020253220726
13923UKWH00002B/918

9 782019 296261